GUIDE PRATIQUE

DE

PUÉRICULTURE

GUIDE PRATIQUE

DE

PUÉRICULTURE

A L'USAGE

DES DOCTEURS EN MÉDECINE

ET DES SAGES-FEMMES

PAR

Le Dr DELÉARDE

Professeur agrégé à la Faculté de Médecine de Lille,
Chargé du Cours de Clinique médicale infantile,
Médecin de l'Hôpital Saint-Sauveur.

AVEC GRAVURES DANS LE TEXTE

PARIS

FÉLIX ALCAN, ÉDITEUR

LIBRAIRIE FÉLIX ALCAN ET GUILLAUMIN RÉUNIES

108, BOULEVARD SAINT-GERMAIN, 108

1910

PRÉFACE

Ce petit livre que nous présentons au corps médical renferme deux parties, dont la première expose les notions de puériculture et la seconde un plan de campagne contre la mortalité infantile.

Les lecteurs y trouveront les renseignements actuellement épars dans un grand nombre d'ouvrages et qui, condensés en un seul volume, leur seront d'une réelle utilité dans la pratique courante.

Bien qu'il ne soit pas un ouvrage de pathologie, mais simplement d'hygiène et de diététique infantiles, j'ai cru bon d'y joindre un chapitre de thérapeutique de l'affection la plus fréquente dans le jeune âge, la gastro-entérite aiguë. Cela m'a permis de faire connaître les ressources qu'offrent aux médecins les différents laits modifiés ou diastasés, dont l'emploi tend à se répandre de plus en plus et qui sont encore trop ignorés.

La protection de l'enfant, avant et après sa naissance, forme l'objet de la seconde partie.

Elle est le résumé succinct des mesures légales comme aussi une énumération de quelques-unes des principales œuvres dues à l'initiative privée. Le médecin auquel on s'adresse ordinairement chaque fois qu'il s'agit de fonder dans une ville une œuvre de protection de l'enfance et qui même très souvent en est l'initiateur et le rouage indispensable doit être au courant de ce qui a été fait, des difficultés qu'il rencontrera au cours de ses démarches pour assurer le fonctionnement régulier de la consultation de nourrissons, de la crèche ou du mode quelconque de protection qui aura été choisi.

Enfin les sages-femmes qui sont souvent appelées à donner des conseils pour l'élevage des enfants, pourront puiser dans les pages qui suivent des indications utiles qui leur permettront d'éviter de grosses fautes.

Pour ces différentes raisons, j'espère que cet ouvrage rendra quelques services à ceux qui le consulteront, il n'a pas d'autre ambition que d'être une sorte de *vade mecum* en matière de puériculture.

Lille, Septembre 1909.

GUIDE PRATIQUE
DE PUÉRICULTURE

INTRODUCTION

DÉFINITION. — BUT ET UTILITÉ
DE LA PUÉRICULTURE

La puériculture est, comme son nom l'indique, la science qui s'occupe de l'élevage des enfants.

Elle représente un chapitre important de la médecine et comprend un certain nombre de principes que tout médecin, ou sage-femme, doit posséder à fond. Il ne se passe pas en effet de jour où l'un et l'autre ne se trouvent aux prises avec les difficultés de la pratique et ne soient appelés à donner un avis au sujet d'un enfant dont la croissance se fait mal ou qui présente des troubles gastro-intestinaux, résultat d'une alimentation mal réglée et mal dirigée. Pour calmer l'inquiétude des parents, éviter des fautes graves préjudiciables à la santé de l'enfant, il est donc de toute nécessité que le médecin et la sage-femme puissent donner des conseils judicieux basés sur une expérience acquise au bout de longs mois de pratique ou reposant sur une connaissance approfondie de la puériculture.

Cette science dont les progrès dans ces dernières années ont été tellement rapides qu'elle est arrivée à la perfection, est née de la collaboration effective des médecins et des philanthropes.

Effrayés, avec raison, des hécatombes d'enfants enlevés, dans la grosse majorité des cas, par une hygiène alimentaire défectueuse, ils ont uni leurs efforts et l'on a vu sur tout le territoire de la France, à la ville comme à la campagne, naître cet admirable élan de généreuse philanthropie qui a abouti à l'organisation de la lutte contre la mortalité infantile.

Les statistiques officielles ont nettement démontré les progrès de la dépopulation, notre pays perd chaque année des milliers d'existences que des soins intelligents auraient dû conserver.

Quelle est la cause principale de la mort des jeunes enfants? C'est la gastro-entérite aiguë ou chronique, plus encore que les maladies infectieuses. Or, cette affection est essentiellement évitable, sa prophylaxie est des plus faciles, car l'on connaît admirablement les conditions qui la font naître, une alimentation mal appropriée aux besoins de l'enfant.

Alors que la nature a fourni à la femme l'aliment par excellence qui convient à son nourrisson, le lait de son sein, beaucoup d'entre eux sont nourris par des moyens artificiels, au lait de vache, et c'est cette nourriture qui provoque les troubles de la digestion, fait éclore la gastro-entérite mortelle. Il faut donc avant tout encourager l'allaitement maternel, faire connaître ses avantages.

Puis, lorsque, pour des raisons d'ordre social, travail obligatoire hors de chez elle, ou d'ordre individuel, maladie transmissible, insuffisance de la sécrétion lactée, la mère ne peut nourrir elle-même son enfant, il faut encore diriger et surveiller l'alimentation du bébé. C'est même là un des points délicats de la puériculture.

L'élevage d'un enfant n'est pas une chose qui s'accomplit toujours naturellement, sans accrocs, et qui peut être abandonnée au hasard. Il existe des règles générales dans lesquelles entrent la plupart des cas, mais les exceptions, les difficultés. sont loin d'être rares. En clinique on trouve souvent des malades qui s'éloignent plus ou moins du type normal, de même, en puériculture, on rencontre des enfants dont la croissance est ralentie, et qu'il faut peu de chose pour ramener à la santé.

Quant à l'utilité de la puériculture, elle éclate aux yeux de tous. Le médecin y trouve l'occasion d'exercer son art non pas seulement avec l'espoir d'être utile à la défense de l'individu, mais encore avec la certitude d'étendre ses services à la cause même de la patrie. Protéger la vie d'un enfant, c'est conserver une existence précieuse à la nation, c'est faire œuvre de bon citoyen. La part active prise par les médecins dans l'organisation des gouttes de lait, des consultations de nourrissons, des crèches, montre bien qu'ils n'ont pas failli à leur devoir, et que sans récolter toujours les satisfactions auxquelles ils ont droit, ni la récompense de leurs efforts méritoires, ils ont offert sans compter, en maintes circonstances, le concours de leurs connaissances et de leur dévouement.

PREMIÈRE PARTIE

CHAPITRE PREMIER

LA PUÉRICULTURE

LES DIFFÉRENTS CHAPITRES. — DIVISION DU SUJET

Lorsqu'un enfant vient au monde, le jour même de sa naissance, se posent un certain nombre de questions relatives au mode d'alimentation que l'on va choisir, à la façon dont il faut le vêtir, à l'hygiène générale qu'il doit suivre (soins de propreté, promenades, couchage, etc.).

Chacune de ces questions représente donc des chapitres distincts de la puériculture et nous aurons à les étudier successivement.

Nous commencerons par le plus important de tous, celui relatif à l'alimentation, source de forces et de vie pour tout être en ce monde, source de maladies mortelles pour le nourrisson lorsqu'elle est mal dirigée.

CHAPITRE II

ALIMENTATION DU NOURRISSON

DIFFÉRENTS MODES D'ALIMENTATION

Un enfant peut être nourri exclusivement au sein par sa mère ou par une nourrice mercenaire. C'est *l'allaitement naturel*. Il peut être nourri exclusivement au biberon, avec du lait provenant d'un animal (vache, chèvre, ânesse), c'est *l'allaitement artificiel*.

Enfin il peut être nourri, partie avec du lait de femme, partie avec du lait d'un animal, c'est *l'allaitement mixte*.

ALLAITEMENT NATUREL

Comme nous venons de le voir, l'allaitement naturel peut être pratiqué par la mère ou par une nourrice mercenaire, une remplaçante.

ALLAITEMENT NATUREL ET MATERNEL

Occupons-nous d'abord de l'allaitement donné par la mère du nourrisson.

Avant d'aborder son étude, je crois indispensable, pour en démontrer plus clairement l'utilité et les avantages, de décrire en quelques mots le travail de la digestion chez le nourrisson.

Il diffère sensiblement de celui de l'adulte et c'est une des raisons pour lesquelles l'alimentation de l'homme fait ne peut pas convenir au jeune bébé.

DIGESTION BUCCALE. SON PEU D'IMPORTANCE CHEZ LE NOURRISSON

Chez l'adulte, la digestion commence dans la bouche. Les dents broyent les aliments et la salive les ramollit en les humidifiant. A ce rôle physique s'ajoute une fonction chimique, une action diastasique, grâce à la présence d'un ferment soluble, la ptyaline, qui est sécrétée en même temps que la salive par les glandes qui environnent la bouche. La ptyaline prépare la digestion, c'est-à-dire la transformation de certains aliments, les substances hydrocarbonées en glucose, de façon à les rendre assimilables par les cellules de notre organisme.

Chez le nourrisson, les choses ne se passent pas de la même façon. D'abord, il est privé de dents pendant environ les six premiers mois de son existence, sa dentition n'est à peu près complète que vers l'âge d'un an à un an et demi, quelquefois même plus tard.

En second lieu la sécrétion salivaire est très restreinte, sinon nulle jusqu'à l'âge de quatre mois, suivant les uns, de un mois suivant d'autres.

L'absence de dents et de salive, par conséquent de suc digestif salivaire, de ptyaline, réduisent à bien peu de chose le travail de la digestion buccale du nourrisson.

Elle est du reste inutile puisque le seul aliment autorisé, le lait, est liquide ; normalement, il ne séjourne pas dans la bouche et n'a pas besoin d'être broyé ; en outre, il ne renferme pas de substances hydrocarbonées en quantité suffisante pour entraîner l'intervention de la ptyaline. La conclusion de ce fait est qu'il ne faut pas donner aux enfants du premier âge des bouillies aux farines, ou des aliments, tels que le pain, des gâteaux secs, avant que d'abord ils ne puissent les triturer, vers sept mois, et qu'ensuite ils ne puissent commencer leur digestion par une sécrétion salivaire riche en diastase saccharifiante.

DIGESTION STOMACALE

L'estomac du nourrisson a une direction verticale, le liquide alimentaire passe directement du cardia au pylore ; le grosse tubérosité et l'antre pylorique sont peu développés.

La capacité de l'estomac, très petite à la naissance, s'accroît très rapidement dans les trois premiers mois, si bien qu'à cet âge, il est relativement plus volumineux que chez l'adulte. Dans les quatrième et cinquième mois, l'accroissement est presque nul.

Voici les chiffres indiqués par Roth :

Age.		
3 heures.	25 à 30	centimètres cubes
4 semaines	75	—
2 mois.	95	—
3 —	100	—
4 —	107	—
5 —	108	—

Benecke arrive aux résultats suivants qui diffèrent sensiblement des premiers :

3 heures	35 à 40	centimètres cubes
15 jours.	160	—
2 ans	740	—

En comparant les chiffres fournis par d'autres auteurs tels que Fleischmann, Frolowsky, d'Astros et Zuccarelli, on arrive aux moyennes suivantes :

A la naissance	40 à 50	centimètres cubes
A 1 mois.	60 à 70	—
A 3 —	100	—
A 5 —	150 à 200	—
De 6 mois à 1 an. . .	200 à 250	—
A 2 ans.	350	—

Ces chiffres ont leur importance, car ils permettent de fixer d'une façon approximative la quantité de lait que l'on peut donner à l'enfant ; mais il ne faut cependant pas oublier que pendant la tétée, à cause de la position verticale de l'estomac, une partie du lait passe directement de cet organe dans l'intestin, et qu'il n'est pas nécessaire, pour assurer une alimentation suffisante, de le remplir à chaque repas.

La dilatation gastrique, si fréquente chez le nourrisson, s'explique par la faiblesse de la tunique musculaire jusqu'à l'âge de dix mois.

La fréquence des vomissements découle également de cette cause.

La paroi antérieure de l'estomac est complètement cachée par le foie et le côlon transverse, elle est inaccessible à la percussion.

La digestion stomacale est des plus importantes chez le nourrisson, car le lait se digère et s'assimile en partie dans l'estomac.

Le suc gastrique, sécrété par les glandes qui tapissent la face interne de l'estomac, renferme chez le nourrisson deux substances très importantes : la présure et la pepsine.

LA PRÉSURE

La *présure* ou ferment lab est une diastase, (ferment soluble), qui a la propriété de coaguler le lait. Elle est préformée chez le nourrisson, c'est-à-dire qu'elle est sécrétée à l'état de présure, sans passer par des composés intermédiaires, comme cela se produit chez l'adulte.

L'action de la présure se fait sentir dès que le lait arrive dans l'estomac, elle le coagule sous l'aspect de fins grumeaux lorsqu'il s'agit de lait de femme et d'un caillot compact, dense, volumineux lorsqu'il s'agit du lait de vache.

Le coagulum est constitué dans l'un comme dans l'autre cas par la caséine du lait.

Comme la facilité de la digestion de cette substance fondamentale pour la nutrition dépend de l'état dans lequel elle se présente à l'action de la pepsine, on en déduira immédiatement que les fins grumeaux de la caséine du lait de femme seront plus rapidement et plus complètement attaqués par la pepsine que le bloc compact formé par la caséine du lait de vache. Dans le second cas, le travail digestif de l'estomac sera beaucoup plus pénible, plus lent que dans le premier et la nutrition de l'enfant s'en ressentira. Ce qui le prouve, c'est que l'estomac de l'enfant élevé au sein est vide deux heures après une tétée, alors que celui de l'enfant élevé au biberon renferme encore du lait de vache trois heures après un repas.

PEPSINE

La pepsine transforme la caséine du lait coagulée par la présure en peptone ; sous cette dernière forme, elle est assimilable, c'est-à-dire qu'elle peut traverser la muqueuse de l'estomac, se répandre dans le sang et servir à la nutrition des cellules de l'organisme.

La pepsine ne pouvant agir qu'en milieu acide, le suc gastrique du nourrisson renferme des composés chlorés et de l'acide lactique provenant de la lactose ou sucre de lait.

L'acide chlorhydrique qui est l'acide normal du suc stomacal de l'adulte ne se retrouve pas chez le nourrisson au cours de la digestion ; on en rencontrerait des traces à la fin, sauf dans l'alimentation artificielle où l'abondance du chlore serait presque aussi grande que chez l'adulte.

DIGESTION INTESTINALE

Après avoir subi l'action du suc gastrique, le lait ou tout au moins le liquide plus ou moins dense, résultat de la digestion stomacale, franchit le pylore et arrive dans l'intestin. Sa composition est la suivante : de l'eau, de la caséine coagulée, incomplètement transformée en peptone, du beurre, de la peptone, une faible proportion de lactose ; pour ces deux derniers produits, il ne se déverse dans l'intestin que la partie qui n'a pas été assimilée au niveau de l'estomac.

Les sucs intestinaux : suc pancréatique, bile et suc intestinal vont terminer le travail de la digestion, ils agissent en milieu alcalin.

Le suc pancréatique renferme trois diastases ou ferments solubles.

1° *La trypsine* qui transforme les caillots de caséine en peptone, c'est l'analogue de la pepsine gastrique.

2° *La stéapsine* qui émulsionne le beurre du lait et saponifie les graisses qu'il contient, c'est-à-dire les dédouble en acides gras et en glycérine ; les acides gras se combinent avec les alcalis — soude et potasse — renfermés dans la bile et le suc pancréatique pour former des savons. L'émulsion et la saponification des graisses facilitent leur absorption au niveau des villosités intestinales.

3° *La ptyaline* qui transforme les substances hydrocarbonées en glucose ou sucre assimilable. Cette diastase est contenue en très faible quantité dans le suc pancréatique pendant les six premiers mois du nourrisson.

Elle est du reste inutile puisque normalement l'alimentation de l'enfant en bas âge ne doit point renfermer de substance hydrocarbonée autre que la lactose du lait que nous savons être digérée dans l'estomac. De là, le danger de donner au nourrisson de moins de six mois, des soupes aux farines ou des panades qu'il ne peut digérer, étant privé du suc digestif capable de les rendre assimilables.

FOIE

La *bile* abondamment sécrétée par le foie du jeune enfant ne renferme pas de diastases capables d'agir sur les aliments. Son rôle est de favoriser les actions diastasiques du suc pancréatique.

SUC INTESTINAL

Le suc intestinal résulte du mélange des sucs des innombrables glandes contenues dans la paroi de l'intestin. Il renferme quelques diastases, la lactase, qui dédouble la lactose en glucose et en galactose et surtout l'entérokinase, dont le rôle est de préparer l'action de la trypsine du suc pancréatique.

En jetant un coup d'œil d'ensemble sur la digestion intestinale du nourrisson, on voit qu'elle est très réduite chez l'enfant élevé au sein, car le chyme gastrique arrive dans le duodénum avec une petite quantité de caséine, une grande partie de celle-ci ayant été digérée et assimilée dans l'estomac. Elle s'y présente en outre sous l'aspect de fins grumeaux ; l'action de la trypsine est alors facile et rapide.

Mais si l'enfant est nourri au lait de vache, la

transformation de la caséine dans l'estomac est moins avancée au moment où cette substance arrive dans l'intestin ; les caillots sont plus volumineux et d'une attaque plus difficile, d'où une digestion pancréatique plus lente et moins complète.

La preuve évidente de cette différence se retrouve dans l'aspect et la consistance des selles de l'enfant. Les fèces du nourrisson élevé au sein sont inodores, semi-liquides, de couleur jaune d'or, ressemblant à des œufs brouillés et tenant en suspension quelques grumeaux blanchâtres.

Celles du nourrisson élevé au lait de vache se ressentent de la lenteur et de l'imperfection de la digestion gastrique et intestinale, elles sont abondantes, compactes, d'un blanc grisâtre, ou jaune pâle, ressemblant parfois au mastic de vitrier, et dégageant souvent une odeur de putréfaction. De là également la bénignité des entérites de l'enfant élevé au sein et leur gravité chez celui élevé au biberon ; les résidus abondants de la digestion fournissent dans le second cas un milieu de culture excellent pour les nombreux microbes contenus dans le tube digestif.

LES MICROBES DE L'INTESTIN NORMAL. LEUR ROLE DANS LA DIGESTION

Sans chercher à étudier d'une façon complète la

flore gastrique et intestinale du nourrisson, il est difficile de ne pas en faire une étude très succincte si l'on se rappelle le rôle dévolu aux microbes, à côté des ferments digestifs, dans la transformation des aliments. Les microbes se trouvent en très grand nombre tant dans l'estomac que dans l'intestin du nourrisson normal. Ils se nourrissent aux dépens des substances alimentaires ingérées, le lait en particulier. Les bactéries protéolytiques (bac. subtilis, bac. mesentericus, tyrothrix tenuis) coagulent la caséine sans acidifier le lait, et la transforment en peptone. Ces germes ne se rencontrent que chez les enfants soumis à l'allaitement artificiel. Sur les peptones provenant de la transformation de la caséine agissent la plupart des germes ; parmi eux nous citerons le coli-bacille, le bacillus lactis aerogenes, les streptocoques, le bacillus bifidus communis qui sont les plus constants.

Ces mêmes micro-organismes, en exceptant le bacillus bifidus, agissent également sur la lactose.

Les produits fabriqués par les microbes du tube digestif aux dépens des aliments sont l'indol, le phénol, l'hydrogène sulfuré, l'ammoniaque et d'autres substances dérivées de la putréfaction, de la caséine et de la lactose.

Dans les selles d'un enfant élevé au sein on ne décèle ni indol, ni hydrogène sulfuré, ni odeur de putréfaction, tandis qu'on les rencontre souvent chez les enfants alimentés au lait de vache.

Le tube digestif d'un enfant nourri au lait de vache renferme beaucoup plus de microbes que celui d'un enfant élevé au sein.

Sous l'influence de causes diverses, ces microbes qui vivent dans le tube digestif du nourrisson sans troubler sa santé peuvent acquérir une virulence telle que des troubles gastro-intestinaux graves se déclarent. Les variations atmosphériques, changement brusque de température, les orages, les chaleurs de l'été, mais surtout une alimentation trop copieuse et mal réglée sont les causes les plus fréquentes de la gastro-entérite, plus encore que l'introduction par un lait insuffisamment stérilisé de microbes nuisibles. En un mot l'infection endogène, née de toute pièce dans l'intestin de l'enfant, se retrouve plus souvent à l'origine des gastro-entérites que l'infection ectogène résultat de l'absorption de micro-organismes pathogènes.

NUTRITION DE L'ENFANT

Nous venons de voir la physiologie de la digestion chez le nourrisson, nous devons maintenant consacrer quelques lignes à étudier comment s'opèrent chez lui les phénomènes de nutrition et d'assimilation en même temps que l'utilisation des substances qui entrent dans la composition du lait.

Les substances assimilables provenant de la digestion du lait sont absorbées par la muqueuse intestinale et transportées dans le courant lymphatique ou sanguin par l'intermédiaire des chylifères ou des origines de la veine porte.

Lorsque les substances absorbées ont pénétré dans le torrent circulatoire, elles se mettent au contact des diverses cellules de l'organisme où elles servent à leur édification et à leur entretien en même temps qu'elles produisent l'énergie nécessaire à leur fonctionnement et au maintien d'une température constante.

La substance albuminoïde du lait, la caséine, a été transformée, comme nous l'avons vu, en peptone assimilable par le suc gastrique et par la trypsine du suc pancréatique; elle passe dans la circulation générale au niveau des capillaires sanguins des villosités intestinales. Il en est vraisemblablement de même des autres principes albuminoïdes du lait, la cholestérine, l'urée, la créatine et surtout les lécithines (1 gramme par litre de lait de femme). La lactose est transformée en glycose et en galactose.

Les graisses, après avoir été dédoublées par le suc pancréatique, sont ensuite synthétisées dans l'épaisseur de la muqueuse intestinale et absorbées par les chylifères pour être entraînées dans la circulation lymphatique.

L'alimentation minérale est des plus nécessaires pour un organisme en voie de développement à cause des sels qui entrent dans la composition du corps. D'après Bunge, plus l'organisme d'une espèce s'accroît rapidement, plus le lait de cette espèce doit contenir de sels minéraux et d'albumine.

L'acide phosphorique tout entier du lait de femme y est contenu sous forme organique (nucléone, lécithine). Dans le lait de vache, cet acide existe, d'après Duclaux, en grande quantité à l'état de suspension, sous forme de phosphate de chaux tribasique ; forme qui nuirait à leur assimilation par le nourrisson.

Le lait est pauvre en sels de fer (0 gr. 004 d'oxyde ferrique par litre, d'après Bunge) mais on sait que le foie des nouveau-nés en renferme une importante réserve. Il est important de noter que, chez les animaux, le moment où la provision s'épuise coïncide avec celui où ils commencent à s'alimenter avec autre chose que du lait.

De là la pratique recommandée en Allemagne de donner à l'enfant qui vient d'être sevré, c'est-à-dire vers l'âge de dix mois, des aliments riches en fer, c'est-à-dire des jaunes d'œufs, des épinards, de la marmelade de pommes.

L'absorption des aliments une fois terminée, ceux-ci sont élaborés dans l'organisme et produisent une certaine énergie sous forme de mouvement et de chaleur.

Chez le petit enfant l'énergie mécanique est peu considérable; en revanche, l'énergie calorifique tient la première place.

D'après Bunge

```
1 gramme de caséine fournit . . . . . 5,8 calories
1    —    de lactose   —   . . . . . 4    —
1    —    de beurre    —   . . . . . 9    —
```

Un litre de lait de femme fournirait donc 700 calories environ et 1 litre de lait de vache de 700 à 750 calories.

D'après Lambling, un nourrisson de trois mois pesant 5 kilogrammes, élevé au sein et consommant 800 grammes de lait par vingt-quatre heures dégagerait environ 520 calories, soit 100 calories par kilogramme.

Sur ces 100 calories, 18 proviennent de la combustion des matières albuminoïdes, 53 de celle des graisses, 29 de celle du sucre, alors que chez l'adulte l'albumine donne 19 calories, les graisses 30 et le sucre 51.

Il y a donc, comme le fait remarquer Netter, deux grands faits remarquables chez le nourrisson au point de vue de son besoin calorique :

1° Le nourrisson a besoin par kilogramme de son

poids d'environ deux fois plus de chaleur que l'adulte.

2° Contrairement à ce qui se passe chez l'adulte, qui prend sa chaleur presque deux fois plus dans le sucre que dans les graisses, le nourrisson emprunte sa chaleur deux fois plus dans les graisses que dans le sucre.

Pour le premier fait l'explication est simple. Un nourrisson qui s'accroît, réclame un certain nombre de calories dont l'homme adulte peut se passer, mais il perd en outre par rayonnement une quantité de calories considérable, les deux tiers environ.

Le nourrisson possède en effet par unité de poids une surface de rayonnement à peu près double de celle de l'adulte.

En second lieu si la graisse prend chez lui une part prépondérante dans la production de la chaleur c'est que sa chaleur de combustion est environ deux fois plus grande que celle du sucre et une fois et demie plus grande que celle de la caséine. De là son utilisation chez le nourrisson qui dépense beaucoup de calories.

UTILISATION DU LAIT PAR LE NOURRISSON

Après avoir subi dans le tractus digestif les transformations qui le rendent assimilable, le lait de femme est presque totalement absorbé par la muqueuse gastrique et intestinale. La quantité de fèces d'un nourrisson élevé au sein est par conséquent très faible. Elles renferment également des substances étrangères au lait, ce sont des débris de l'épithélium intestinal, des sucs digestifs, des matériaux d'origine biliaire, des bactéries et des champignons constituant la flore intestinale. Les matériaux des selles provenant réellement du lait sont représentés surtout par des sels minéraux (phosphate de chaux), des matières grasses constituées par un mélange de graisses neutres, d'acides gras et de savons de chaux et des matières protéiques. En ce qui concerne ces dernières il est difficile de déterminer pour quelle part les albuminoïdes résiduaires du lait rentrent dans la composition des fèces.

Le lactose est complètement utilisé, on n'en trouve pas trace.

Suivant Michel, pour 100 grammes de lait ingéré, le nourrisson élimine des quantités de fèces variant de 1 gr. 50 à 3 grammes. Elles contiennent de 78 à 83 p. 100 d'eau. Desséchées à 100° elles présentent la composition moyenne suivante :

Extrait éthéré (graisse, acides gras, cholestérine)	20 à 25	p. 100
Azote total	4,10	—
Sels minéraux	10,80	—
Chaux	3,32	—
Acide phosphorique	0,73	—

L'étude de l'utilisation des matériaux du lait de femme chez un certain nombre de nourrissons normaux âgés de cinq à quinze jours a fourni à Michel les résultats suivants :

Matériaux alimentaires totaux (ou extrait
    sec du lait). . . . . 96,11 p. 100
Graisses. . . . . 96,35 —
Matériaux azotés. . . . . 93,60 —
Sels minéraux . . . . 78,26 —
Dont { Chaux . . . . 59,42 —
     { Acide phosphorique. . . . . . . 91,63 —

C'est-à-dire que l'utilisation du lait de femme est presque totale. De tous les principes contenus dans le lait, ce sont les minéraux qui sont le plus imparfaitement utilisés : environ 40 p. 100 de la chaux et seulement 10 p. 100 de l'acide phosphorique ingérés sont rejetés dans les fèces. L'utilisation des matériaux azotés est sensiblement aussi parfaite que celle des graisses, le chiffre de 93,60 étant inférieur à sa valeur réelle puisqu'une partie de l'azote des fèces provient des sucs, des épithéliums intestinaux et non du lait.

UTILISATION DU LAIT DE VACHE CHEZ LE NOURRISSON

Les selles du nourrisson alimenté au lait de vache diffèrent des fèces résultant de l'allaitement naturel. De couleur jaune pâle, elles verdissent rarement au contact de l'air. Elles ont une consistance dure, une odeur de fromage légèrement ammoniacale et une réaction alcaline, alors que les fèces de l'allaitement naturel ont une consistance molle, une odeur aigre et une réaction acide.

Au moment de l'émission, les fèces de l'allaitement artificiel contiennent 80 à 84 p. 100 d'eau et 16 à 20 p. 100 de matériaux fixes.

Les moyennes générales concernant l'utilisation des matériaux nutritifs du lait de vache bouilli ou stérilisé à 100° ingéré pur ou additionné d'eau lactosée sont les suivantes d'après Michel et Perret :

```
Utilisation de l'extrait sec . . . . . . .   93,15 p. 100
     —      des matières albuminoïdes .   93,40   —
     —      des graisses. . . . . . . . .   92,50   —
     —      de la chaux. . . . . . . . .   30,65   —
     —      de l'acide phosphorique. . .   67,69   —
```

En comparant ces moyennes à celles fournies par l'utilisation du lait de femme, on constate que l'utilisation du lactose (totale) et des matières albuminoïdes est sensiblement la même dans les deux modes d'allaitement.

L'utilisation des graisses est moins parfaite dans l'allaitement artificiel que dans l'allaitement maternel. C'est principalement dans l'utilisation de la chaux et de l'acide phosphorique que se différencient l'une et l'autre alimentation.

URINES DU NOURRISSON

Une grande partie des produits de désassimilation passe par les urines. Celles-ci sont plus abondantes chez le nourrisson élevé au sein que chez celui élevé au lait de vache ; elles sont plus denses et plus riches en extraits chez le second que chez le premier.

L'étude cryoscopique des urines du nourrisson a été faite par Lesné et Merklen. L'indice cryoscopique Δ est égal à 0,25 avant un mois et 0,41 entre un et deux mois. Le rapport $\dfrac{\Delta}{\mathrm{NaCl}}$ est de 3,22 avant l'âge de un mois, de 4,47 entre un et deux mois.

THERMOMÉTRIE CHEZ LES NOURRISSONS

Weill a comparé la courbe thermique chez les enfants bien portants alimentés au sein, au lait d'ânesse et au lait de vache.

Le premier a une courbe à peu près rectiligne, avec de rares oscillations, ne dépassant pas 1 ou 2 dixièmes de degré, autour de 37°.

La courbe du nouveau-né élevé au lait de vache est au contraire très irrégulière, variant entre 37 et 38°.

Enfin, celle du nourrisson alimenté au lait d'ânesse tient le milieu entre les deux courbes précédentes.

D'après ce qui précède, l'allaitement au sein est donc le mode le plus rationnel d'élever un nourrisson. C'est l'allaitement physiologique par excellence, puisque le lait de la femme est presque complètement assimilé, puisqu'il ne laisse que très peu de déchets dans l'intestin, et que ses résidus n'entretiennent pas dans le tube digestif des microbes trop nombreux susceptibles d'acquérir en très peu de temps une virulence anormale.

La gastro-entérite chez les enfants nourris au sein est rare, et surtout beaucoup plus bénigne.

RÉGLEMENTATION DE L'ALLAITEMENT AU SEIN

Mais si bon et si recommandable que soit l'allaitement au sein, il exige pour être parfait certaines précautions.

L'enfant naturellement vorace, comme les petits de tous les animaux, ne doit pas manger ni trop souvent ni trop copieusement. Un nourrisson est comme un homme adulte, il a besoin de laisser reposer son estomac dans l'intervalle des repas, sinon les signes d'indigestion et d'intolérance ne tarderont pas à se montrer sous forme de vomissements, de diarrhée, d'embarras gastrique avec fièvre et de perte d'appétit. Les selles normales qui ont une couleur jaune d'or deviennent d'abord panachées, ressemblant à de l'omelette fines herbes, puis franchement vertes ; dans ce dernier cas, l'enfant est atteint de gastro-entérite, maladie redoutable qu'il faut enrayer dès le début.

La fréquence immodérée des tétées a également l'inconvénient d'amener parfois un embonpoin considérable chez le nourrisson. Ces gros enfants font très tardivement leur éruption dentaire, la marche est également retardée. La moindre bronchite s'accompagne chez eux de phénomènes dyspnéiques alarmants et se guérit avec beaucoup de difficultés.

Tous ces accidents sont évités par une réglementation des tétées.

Pendant les quatre premiers mois l'enfant doit être mis au sein huit fois par vingt-quatre heures, au maximum neuf fois. On laissera entre chaque tétée un intervalle d'au moins deux heures et demie. En donnant la première tétée à 5 heures du matin, l'enfant prendra son dernier repas vers 11 heures du soir, laissant ainsi la mère se reposer pendant une bonne partie de la nuit.

Après quatre mois la quantité de lait devenant plus abondante à cause de la vigueur plus grande de l'enfant à téter, les repas ne seront plus qu'au nombre de sept par vingt-quatre heures.

Il faut empêcher l'enfant de s'endormir au sein, on doit le remettre dans son berceau au bout d'un quart d'heure de tétée. Dans la journée, l'enfant sera éveillé s'il dort au moment de l'heure de son repas.

Si le lait de la mère est sécrété en quantité suffisante, s'il a une composition normale, ni trop riche ni trop pauvre en beurre, et si l'enfant tète vigoureusement, son poids suivra une courbe régulièrement ascendante (voir fig. 1). La seule façon de se rendre compte de la croissance d'un nourrisson est de le peser, non pas tous les jours, mais seulement une fois par semaine. Il est cependant des cas où l'on a besoin de savoir la quantité de lait que prend l'enfant par tétée, lorsque par exemple la croissance est retardée, l'aspect de l'enfant chétif, ou encore lorsque le nourrisson crie après la tétée ou présente une tendance à dormir tout le temps ; il faut se méfier des enfants trop calmes ; la pesée avant et après la tétée indiquera la quantité de lait absorbée par le nourrisson et permettra de constater si elle est suffisante pour l'âge de l'enfant.

On trouve dans le commerce des balances appelées pèse-bébés dont un des plateaux est remplacé par un panier dans lequel on couche le nourrisson.

Sur le fond du panier on étend une couche ou un

linge quelconque et, avant de procéder à la pesée,
on établit la tare au moyen de poids ou mieux

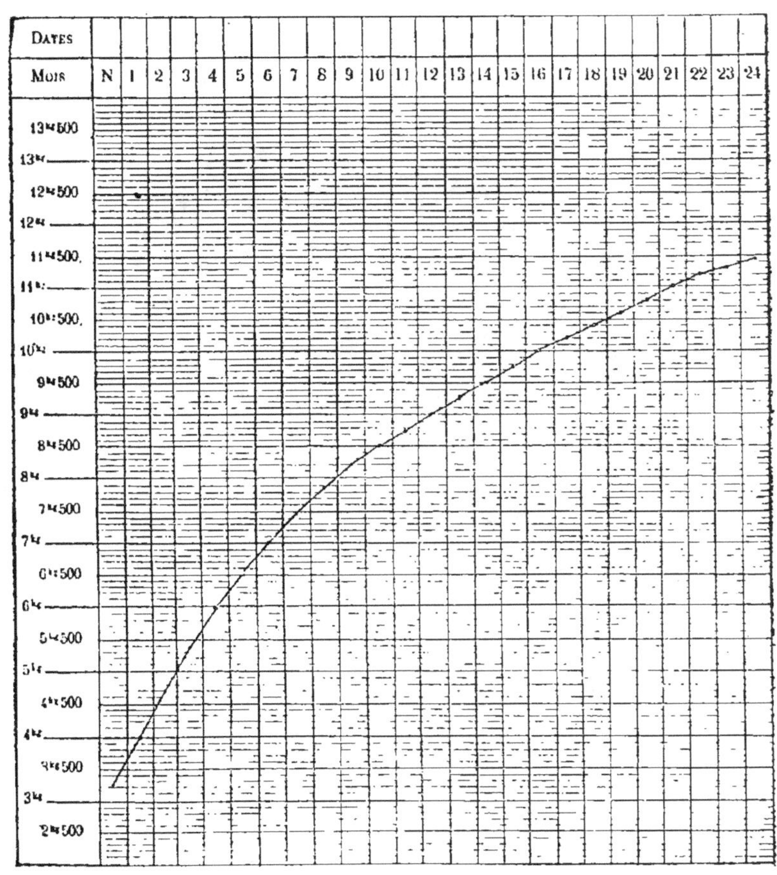

Fig. 1.

encore de grains de plomb. Cette opération sera
répétée régulièrement avant chaque pesée. L'enfant sera placé nu sur la balance ou vêtu simplement de la chemisette.

Voici les poids moyens de l'enfant bien portant et régulièrement nourri au sein :

A la naissance. . . . . 3 kg. 250

L'enfant qui, aussitôt après la naissance, a dimi-

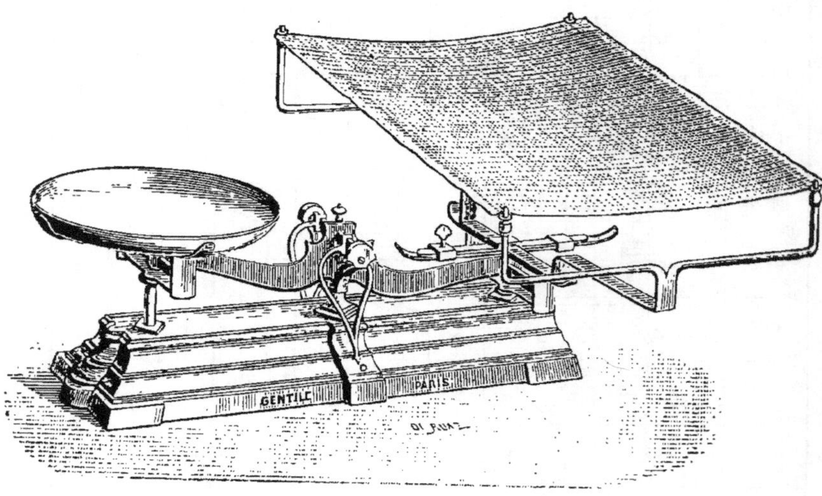

Fig. 2.

nué de poids, regagne en sept jours environ ce qu'il a perdu. A partir de ce jour, il augmente progressivement suivant le tableau ci-contre :

			kg.	Augmentation. gr.
A la fin du	1er mois	. . . .	4.000	750
—	2e —	. . . .	4,700	700
—	3e —	. . . .	5,350	650
—	4e —	. . . .	5,950	600
—	5e —	. . . .	6.500	550
—	6e —	. . . .	7,000	500
—	7e —	. . . .	7,450	450
—	8e —	. . . .	7,850	400
—	9e —	. . . .	8,200	350

	kg.	Augmentation. gr.
À la fin du 10e mois	8.500	300
— 11e —	8.750	250
— 12e —	8.950	200

Il en résulte que l'augmentation de poids est à peu près :

De 25 à 30 grammes par jour pendant	les 2 premiers mois
De 20 à 25 — —	le 3e et 4e mois
De 15 à 20 — —	le 5e et 6e —
De 10 à 15 — —	le 7e et 8e —
De 8 à 10 — —	les 4 derniers mois de la première année.

En examinant ces chiffres, on constate que l'enfant a doublé son poids de naissance à la fin du cinquième mois et qu'il l'a à peu près triplé à la fin du douzième.

Voici maintenant la quantité moyenne de lait que prend par tétée un nourrisson bien portant, élevé au sein d'une bonne nourrice :

	Tétée par 24 heures.	Quantité de lait par tétée. grammes.	En 24 heures. grammes.
1er jour	4	8	32
2e —	6	20	120
3e —	7	40 à 50	280 à 350
4e —	7	50 à 60	350 à 420
5e —	8	60 à 80	480 à 640
2e et 3e mois	8	80 à 100	640 à 800
4e et 5e —	7	120 à 130	840 à 910
6e au 9e —	7	140 à 150	980 à 1.050

D'une façon approximative, fait remarquer Terrien (*Précis d'alimentation des jeunes enfants*, Steinheil, édit.), l'augmentation de poids pendant les cinq premiers mois est d'environ 700 grammes par mois ; les cinq mois suivants elle est moitié moins forte, soit environ 350 grammes par mois.

On pourra donc savoir rapidement le poids que doit avoir un enfant d'un âge donné et reconnaître si son alimentation est suffisante.

Dans les cinq premiers mois, l'augmentation est de 700 grammes. Il suffira de multiplier ce chiffre par le nombre de mois et d'ajouter le résultat obtenu au poids de naissance.

Exemple : Soit un enfant de trois mois, on multiplie 700 par 3 = 2.100. En ajoutant le poids de la naissance (3.250 grammes), le résultat est 3.250 + 2.100 = 5.350. C'est le chiffre indiqué dans le tableau cité plus haut.

Dans les cinq mois suivants la progression n'est que de 350 grammes par mois ; en connaissant le poids du 5e mois (le double de celui de la naissance), on pourra savoir le poids que doit avoir l'enfant entre le 5e et le 10e mois, en ajoutant au poids du 5e mois autant de fois 350 que l'enfant aura de mois.

Exemple : Soit un enfant de huit mois.

On multiplie 350 par 3 (nombre de mois supplémentaires après le 5e) 350 × 3 = 1.050 et on ajoute ce chiffre au poids du 5e mois, soit 6.500, 1.050 + 6.500 = 7 k. 550, chiffre qui se rapproche de celui qui figure au tableau des poids.

ÉVALUATION, D'APRÈS SON POIDS, DE LA QUANTITÉ DE LAIT QUE DOIT PRENDRE UN ENFANT ÉLEVÉ AU SEIN.

Nous avons vu dans un tableau précédent la quantité de lait que prend le nourrisson, élevé au sein, par tétée et par vingt-quatre heures depuis le jour de sa naissance jusqu'au 9ᵉ mois inclusivement. Cette quantité ne varie guère au delà du 9ᵉ jusqu'au 12ᵉ et même 15ᵉ mois. Terrien (*loc. cit.*) indique le moyen suivant pour calculer d'après le poids la quantité de lait que doit absorber l'enfant à chaque repas.

Il suffit de multiplier par 2 les deux premiers chiffres de son poids ; s'il pèse moins de 6 kilogrammes, il recevra huit fois cette quantité ; s'il pèse plus de 6 kilogrammes, il la recevra sept fois.

Exemple : Au 5ᵉ mois, l'enfant pèse 6 kil. 500.

En multipliant 65 par 2 (65 × 2 = 130), on obtient 130 grammes. Ce chiffre indique la quantité de lait que prend l'enfant de cinq mois par tétée, et comme il pèse plus de 6 kilogrammes, il suffit de multiplier 130 par 7 pour savoir la quantité qu'il doit normalement prendre par vingt-quatre heures, soit 910 grammes, chiffre indiqué au tableau.

Les chiffres relatifs au poids et à la quantité de lait prise par tétée ou par vingt-quatre heures sont des chiffres moyens établis d'après des observations sur un grand nombre d'enfants. Tout en restant bien portant, un nourrisson peut donc s'en écarter plus ou moins, néanmoins il est préférable de pécher plutôt par excès que par défaut. C'est ainsi qu'un enfant, qui n'arriverait pas à la fin du 6e mois à peser au moins 6 kilogrammes et à la fin du 12e 8 kilogrammes, serait à surveiller au point de vue alimentaire, afin de lui faire rattraper assez rapidement son poids normal. Le retard dans la croissance peut être dû à une sécrétion lactée insuffisante, à une pauvreté du lait en beurre ; en pareille circonstance, il est bon de recourir à l'allaitement mixte ou de remplacer à partir du 9e mois une tétée par une soupe aux farines (crème de riz, arrow root).

Nous reviendrons du reste sur ce sujet dans le chapitre relatif à l'allaitement mixte.

L'allaitement au sein exclusif doit se prolonger au moins jusqu'au 10e mois, à partir de cette époque, la mère peut s'aider au moyen d'un ou de deux biberons ou d'une ou deux soupes légères.

ALIMENTATION DES ENFANTS DÉBILES

Un enfant débile est un enfant né en état de faiblesse congénitale, c'est-à-dire dont le poids est inférieur à la normale. Le poids d'un enfant né à terme est de 3.000 à 3.500 grammes ; s'il est né avant le 9ᵉ mois il est d'autant moins lourd que la gestation était moins avancée ; le poids du fœtus peut alors osciller entre 1.000 et 2.500 grammes.

Le corps d'un enfant atteint de faiblesse congénitale est petit, grêle ; sa peau, molle, est d'un rouge vif et laisse voir à travers les tissus, le réseau circulatoire.

Les mouvements sont lents, par suite de leur faiblesse musculaire ; le cri est plaintif, sans sonorité, et ils ont à peine la force d'avaler les quelques gouttes de lait qu'on leur donne à la cuiller. En outre, ils se refroidissent avec la plus grande facilité et présentent cet état morbide que l'on appelle sclérème ou durcissement du tissu cellulaire. Aussi la mortalité des enfants nés débiles est-elle considérable et les précautions à prendre pour les élever doivent-elles être beaucoup plus sérieuses que pour élever un nourrisson né à terme et vigoureux.

Il est rare qu'un enfant pesant moins de 1.500 grammes puisse vivre ; les organes essentiels à la vie sont incomplètement développés, son tube digestif ne peut assimiler les aliments.

Les causes de mort des enfants débiles sont :

1° Le refroidissement ;

2° Des troubles digestifs dus à une alimentation mal dirigée.

1° *Le refroidissement*. — Dès la naissance de

l'enfant, il faut l'envelopper complètement d'ouate, de la tête aux pieds, l'emmailloter dans des vêtements de laine et placer dans son berceau des boules d'eau chaude que l'on renouvelle fréquemment. La température de la chambre doit être maintenue à une température constante de 25°.

On a imaginé pour de pareils enfants des instruments appelés couveuses qui sont des boîtes à l'intérieur desquelles on place l'enfant et qu'on maintient à une température constante au moyen de bouillottes ou d'une flamme de gaz. Il y a un grand nombre de modèles de couveuses, je citerai en particulier celui de Tarnier et Budin, de Lion. Je ne puis entrer dans le détail de description et de fonctionnement des couveuses. Je me contenterai de dire que quel que soit le modèle choisi, la condition indispensable à exiger est le maintien de la température à 25°. Le couvercle de la couveuse et ses parois latérales sont formés de plaques de verre qui permettent de surveiller l'enfant et de suivre au moyen d'un thermomètre, placé à l'intérieur de l'appareil, les variations de température.

Malgré le séjour dans une couveuse, il arrive parfois que par suite d'un manque d'attention, la température s'abaisse, l'enfant se refroidit et présente des accès de cyanose au cours desquels il peut succomber.

En pareille circonstance, il faut retirer l'enfant

de la couveuse, le frictionner doucement avec un linge chaud, lui injecter sous la peau 5 centimètres cubes de sérum artificiel chauffé et même le plonger dans un bain à 38°. On le remettra dans la couveuse lorsque la température de celle-ci sera remontée à 25°.

L'enfant placé en couveuse sera modérément habillé ; il est inutile de l'envelopper d'ouate. On a proposé de remplacer la couveuse par un carré de taffetas imperméable dont on entourerait complètement l'enfant au-dessus de ses vêtements en lui laissant passer la tête au dehors. Le taffetas maintiendrait autour de l'enfant une atmosphère chaude empêchant la déperdition de la chaleur par le rayonnement. Ce procédé plus simple que la couveuse présente l'avantage d'être à la portée de tous et ne nécessite pas une surveillance attentive.

Le refroidissement est donc particulièrement à éviter pour les enfants débiles.

2° *Alimentation*. — C'est une partie délicate et difficile, car les troubles digestifs sont très graves chez les débiles. Il faut trouver la dose de lait nécessaire et suffisante sans la dépasser. La balance est indispensable pour s'assurer de la croissance.

Budin a calculé la quantité de lait prise par un certain nombre d'enfants débiles : 1° pendant les dix premiers jours ; 2° après le dixième jour.

ALIMENTATION DES ENFANTS DÉBILES PENDANT LES DIX PREMIERS JOURS

Quand les choses se passent convenablement, écrit Budin, on observe chez les enfants débiles d'abord une diminution, puis un état stationnaire, et enfin une augmentation.

La quantité de lait s'accroît progressivement pendant les dix premiers jours; elle varie avec le poids des enfants.

	Enfants pesant moins de 1.800 gr.	Enfants pesant de 1.800 à 2.200 gr.	Enfants pesant de 2.200 à 2.500 gr.
2e jour. . .	115	128	180
3e — . . .	160	175	236
4e — . . .	210	226	295
5e — . . .	225	308	335
6e — . . .	250	324	370
7e — . . .	280	335	375
8e — . . .	285	350	385
9e — . . .	310	380	415
10e — . . .	320	410	425

Lorsque les enfants pèsent moins de 1.800 grammes, on voit leur poids descendre, leur courbe rester plus longtemps stationnaire, et aussi remonter plus lentement. Les tétées doivent être espacées de deux heures en deux heures. Lorsque les enfants sont trop petits, il peut arriver qu'ils refusent de téter, on a recours pour les alimenter à la cuiller, à la téterelle ou au gavage.

Si l'enfant est nourri à la cuiller, la mère comprime son sein et fait couler du lait dans la cuiller.

L'opération est longue et pénible ; il est préférable d'utiliser la téterelle, soit celle d'Auvard (fig. 3), soit celle de Budin (fig. 4). Voici la description qu'en donne ce dernier auteur : « Elle se compose d'une ampoule sphérique en verre, rappelant un peu l'aspect d'un verre à ventouse ; sur un des côtés il existe une ouverture qui doit s'appliquer sur le sein, ouverture large, à bords évasés et assez inclinés pour que le mamelon ne s'étrangle pas. Aux deux extrémités d'un des

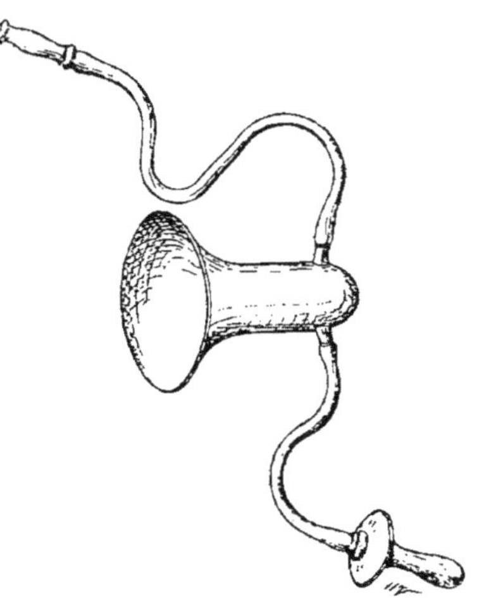

Fig. 3.

grands diamètres de l'ampoule, sur un axe qui serait perpendiculaire à celui qui passerait par le centre de la grande ouverture, sont deux orifices qui communiquent avec l'extérieur à travers deux saillies creuses en verre. Sur l'une des deux saillies qui sera placée en haut, est mis un tube en caoutchouc portant à son extrémité un embout plat en porcelaine pour la mère ; sur l'autre saillie, qui occupera la partie déclive, est adapté un autre tube en caoutchouc se terminant par une tétine réservée à l'enfant. Les tubes en caoutchouc doivent être fixés solidement avec des fils pour que le vide puisse être fait plus facilement dans l'appareil.

« Pour se servir de cette téterelle, on place l'ampoule sur le sein, la tétine est mise dans la bouche du nouveau-né et la mère prend dans la sienne l'embout en porcelaine. L'appareil étant bien appliqué, la mère comprime fortement entre deux doigts le tube qui se rend à la bouche de l'enfant, puis elle aspire : le lait jaillit dans l'ampoule de verre, dont il remplit la partie inférieure ;

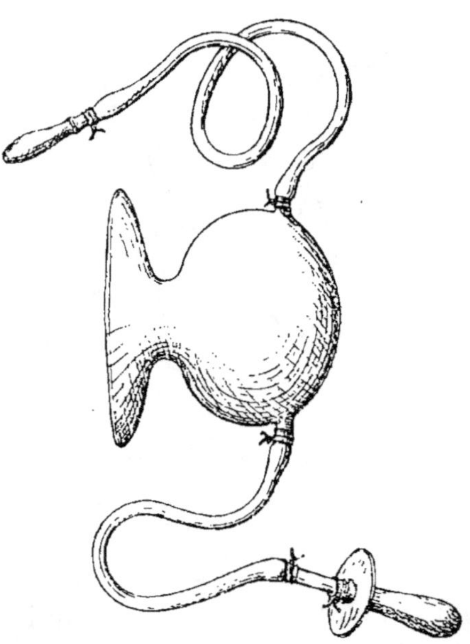

Fig. 4.

lorsqu'il y en a une quantité suffisante, la mère, cessant de faire le vide, écarte légèrement les doigts qui comprimaient le tube en caoutchouc, et le lait, entraîné par son poids, descend dans la tétine perforée de petits trous faits à l'emporte-pièce ou avec la pointe triangulaire d'un trocart, et, de là, tombe dans la bouche de l'enfant qui n'a qu'à exécuter un mouvement de déglutition. Lorsque le lait a été avalé, la mère comprime de nouveau le tube en caoutchouc, aspire, remplit en partie l'ampoule, puis, écartant les doigts, laisse encore couler le lait dans la bouche de l'enfant. »

Dans l'intervalle des tétées, la téterelle doit être plongée dans une eau alcalinisée avec du borate de soude et lavée plusieurs fois dans les vingt-quatre heures avec de l'eau bouillante.

Le gavage peut se faire avec une sonde en caoutchouc fixée par l'une de ses extrémités à un entonnoir ou mieux à une capsule de verre graduée de façon à connaître la quantité de

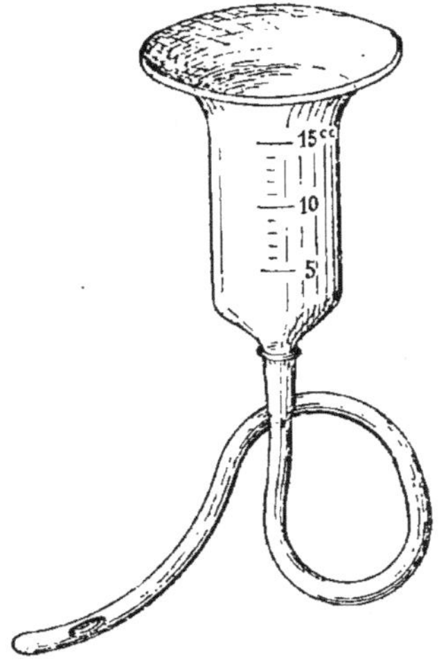

Fig. 5.

lait ingérée. L'extrémité libre de la sonde, préalablement mouillée, est introduite dans la bouche de l'enfant jusqu'à la base de la langue, et par des mouvements instinctifs, celui-ci la fait pénétrer dans l'œsophage. Après un trajet de 15 centimètres, y compris la bouche, la sonde arrive dans l'estomac. On verse alors dans la capsule la quantité de lait nécessaire, et par son propre poids, le lait arrive dans l'estomac. On retire la sonde par un mouvement rapide pour éviter la régurgitation (fig. 5).

ALIMENTATION D'UN ENFANT DÉBILE
APRÈS LE DIXIÈME JOUR

Pour calculer la dose de lait que doit absorber un enfant après le dixième jour, Budin recommande le procédé suivant : soit un enfant de 2.000 grammes; on supprime le dernier zéro, il reste 200; on multiplie ce chiffre par 2, on a $200 \times 2 = 400$; c'est la quantité approximative de lait de femme que prend l'enfant pesant 2 kilogrammes : on peut ajouter 30 ou 40 grammes. Pour un enfant d'un poids différent, le calcul se fait de la même façon, mais en y ajoutant dans tous les cas une quarantaine de grammes de lait. Dans ces conditions, la courbe de poids suit une progression ascendante et l'enfant ne présente aucun trouble de la digestion. Si le poids reste stationnaire, c'est que la quantité de lait est insuffisante, on l'augmente proportionnellement à la vigueur de l'enfant et en ayant toujours soin de surveiller par des pesées journalières la marche progressive de son accroissement.

Il est de toute nécessité que le débile soit nourri au sein; avec l'alimentation au lait de vache, on court à un échec presque certain. Deux cas sont à considérer, suivant que l'enfant est confié à une nourrice, ou nourri par sa mère.

1º L'enfant est confié à une nourrice mercenaire.

En général, une nourrice se mettant au service d'une famille abandonne son propre enfant pour ne s'occuper que du poupon étranger. Si c'est un débile, il arrive, dans la très grosse majorité des cas, que l'enfant ne vide pas à chaque tétée les seins de sa nourrice, faute d'appétit et de vigueur nécessaire. Peu à peu on voit la sécrétion lactée se tarir, l'enfant maigrit et la nourrice, devenue insuffisante, est remerciée. Une seconde nourrice est choisie et les mêmes accidents se produisent. La seule façon de remédier à un pareil état de choses est de conserver l'enfant de la nourrice, il devient une sauvegarde de la sécrétion lactée; le débile trouvera toujours une dose de lait convenable et lorsqu'il aura acquis un poids à peu près normal, on pourra alors renvoyer l'enfant de la nourrice.

2º L'enfant débile est nourri par sa mère.

En attendant la montée de lait qui peut tarder pendant quelques jours, le mieux, suivant le conseil de Budin, est de prendre temporairement à demeure une nourrice avec son nourrisson; elle fournira le lait nécessaire au débile en attendant que la sécrétion lactée soit bien installée chez la mère. Celle-ci mettra à son sein l'enfant normal de la nourrice dont les tétées vigoureuses activeront la montée de lait et l'entretiendront.

Lorsque le débile est assez fort pour téter, la mère seule se charge de le nourrir; la nourrice mercenaire et son nourrisson peuvent se retirer.

Malgré les admirables résultats obtenus par Budin, il ne faut pas s'illusionner sur la difficulté d'élever un débile; c'est à force de précautions, de surveillance attentive, et après beaucoup de peine, que l'on arrive à sauver de pareils enfants.

Ces conseils, très bons j'en conviens, ne sont pas toujours commodes à mettre en pratique. Ils ne conviennent que dans des milieux fortunés ou dans un service hospitalier bien fourni en nourrices qui procurent du lait de femme au débile dès sa naissance et en nourrissons qui hâtent la montée du lait chez la mère du prématuré grâce à une succion vigoureuse. Il faudra souvent se contenter de nourrir le débile pendant les premiers jours à l'allaitement artificiel et de lui donner ensuite du lait de sa mère lorsque celui-ci apparaîtra.

. Mais si pour des raisons diverses la mère ne peut pas nourrir son enfant ou le confier à une nourrice au sein il ne restera que l'allaitement artificiel, alors les difficultés et les tâtonnements surgiront pour aboutir le plus fréquemment à la mort du prématuré par troubles gastro-intestinaux.

Le lait stérilisé sera coupé par moitié avec de l'eau bouillie comme pour l'enfant normal. On essaiera de le donner dans les mêmes proportions que chez le nourrisson élevé dès sa naissance au lait de vache et l'on observera au moyen de la balance la courbe journalière du poids. Au moindre signe d'indigestion, étendre davantage le lait (1 partie de lait, 2 parties d'eau bouillie sucrée à 5 p. 100) et augmenter lentement les doses.

C'est la balance qui réglera la quantité à donner à chaque repas.

HYGIÈNE GÉNÉRALE DE LA MÈRE ALLAITANT SON ENFANT

Lorsqu'une femme vient de mettre au monde un bébé, il faut s'efforcer de lui faire comprendre la nécessité de nourrir son enfant. La meilleure nourrice est toujours la mère. Prétendre que toutes les femmes peuvent nourrir c'est peut-être aller un peu loin, mais en fait, les femmes dont la sécrétion lactée est nulle forment l'exception. C'est la succion qui provoque et entretient la sécrétion lactée, aussi doit-on, dès le lendemain de l'accouchement, commencer à mettre régulièrement l'enfant au sein. Une des causes d'absence ou d'insuffisance de lait est souvent la conformation défectueuse des bouts

de sein, ceux-ci, au lieu d'être saillants, turges-
cents, sont aplatis, parfois même ombiliqués : l'enfant ne peut pas les saisir convenablement dans la
bouche et par conséquent la succion est difficile,
presque impossible.

Avant la naissance, la mère peut, par des étire-
ments des mamelons avec les doigts, les allonger,
les préparer en quelque sorte et il est rare que
cette manœuvre, exécutée pendant quelques minutes
chaque jour, n'aboutisse au résultat cherché.

On peut encore conseiller à la mère de se servir
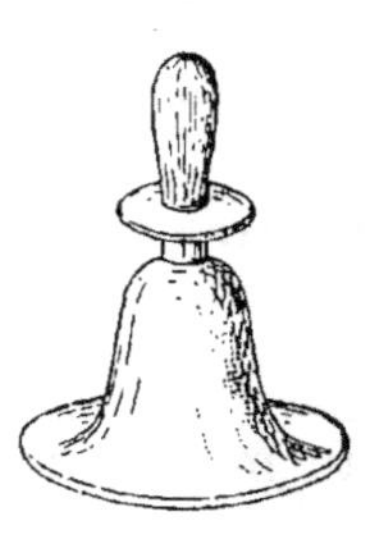
d'un petit instrument que l'on ap-
pelle un bout de sein. Il est formé
d'une capsule en verre cylindro-
conique, sa base est évasée et à
son sommet est adaptée une tétine
en caoutchouc. La base est appliquée autour du mamelon, sur l'au-
réole, son extrémité est mise dans
la bouche de l'enfant dont les mouvements de succion font saillir le mamelon et sortir le lait (fig. 6).

Fig. 6.

Avant la naissance comme aussi pendant tout le
temps que dure la lactation, il est bon que la femme
affermisse la peau du mamelon au moyen de
savonnages à l'eau tiède qui détachent les squam-
mes épidermiques obstruant les orifices des canaux
galactophores, suivis de lotions avec de l'eau de
Cologne. Ces précautions évitent souvent la pro-

duction de gerçures et de crevasses du mamelon, point de départ des lymphangites et des abcès du sein.

De même, une fois la tétée terminée, le mamelon doit être essuyé convenablement après avoir été, autant que possible, nettoyé à l'eau bouillie ou à l'eau boriquée.

Les gerçures ne sont autre chose que des excoriations légères caractérisées par le détachement de l'épiderme.

Les crevasses sont au contraire de véritables fissures siégeant ordinairement, soit au sommet du mamelon, où elles affectent la forme de rayons, soit à la base, où elles sont circulaires. Ces accidents apparaissent souvent pendant les huit premiers jours après l'accouchement. Ils sont très douloureux au moment des tétées et la sensibilité de la région du mamelon est telle que souvent les femmes les plus courageuses ne peuvent retenir leurs plaintes ou leurs cris et sont obligées quelquefois de renoncer à l'allaitement.

J'ai indiqué plus haut le moyen de prévenir ces accidents, je rappellerai brièvement quelques-uns des nombreux traitements préconisés.

La succion du mamelon par l'intermédiaire de la téterelle calme souvent la douleur sans la supprimer, elle est en tout cas moins pénible que celle pratiquée par la bouche de l'enfant, et elle permet d'éviter plus sûrement l'infection par les microbes qui souillent inévitablement les lèvres et la bouche du bébé.

Dans l'intervalle des tétées, on pourra appliquer sur le mamelon des compresses de tarlatane stérilisée ou de toile bouillie imprégnées légèrement d'eau boriquée ou d'eau oxygénée très étendue ; ne pas recouvrir avec un imperméable, sous lequel l'épiderme se ramollit.

Le glycérolé d'amidon pur ou additionné de tanin suivant la formule

<pre>
Tanin. . . . .   3 grammes
Glycérolé d'amidon.   30   —
</pre>

ou encore

<pre>
Tanin. . . . .   3 grammes
Oxyde de zinc   3   —
Glycérolé d'amidon.   30   —
Extrait thébaïque. . . . . . .   0 gr. 10 centigr.
</pre>

est une bonne préparation.

Le badigeonnage du mamelon avec de la teinture de benjoin donne également de bons résultats, de même que l'emploi de la poudre d'orthoforme.

Avant de donner le sein, il faut naturellement enlever au moyen d'un lavage à l'eau tiède ces différents médicaments.

Plus on laissera le sein au repos, plus vite la cicatrisation sera obtenue, aussi est-il bon de ne donner à téter le sein atteint de gerçures que trois fois au maximum dans la même journée.

La sécrétion lactée sera donc d'autant plus abondante que l'enfant tétera plus vigoureusement. On a signalé des femmes pouvant nourrir leurs enfants jumeaux ; dans les services de maternité, les nourrices ont à charge plusieurs nourrissons, et Budin rapporte que dans son service de débiles, renfermant une quarantaine d'enfants, il n'avait à sa disposition que quatorze nourrices allaitant, en plus des débiles, leur propre enfant.

Le fait de cesser l'allaitement pendant quelque temps, une semaine ou deux, n'est pas toujours une cause suffisante pour tarir définitivement la sécrétion lactée. J'ai observé une femme qui avait dû suspendre le sein pendant un mois, à la suite d'une affection pulmonaire aiguë survenue alors que son enfant était âgé de quatre semaines. Une fois guérie de sa maladie et après des déboires avec des nourrices mercenaires, elle remit son enfant au sein ; au bout de quelques jours, la sécrétion lactée redevint abondante et suffit largement au nourrisson, cependant très vigoureux.

Je puis encore citer l'exemple d'une femme qui eut un abcès du sein gauche consécutif à des gerçures et dont la sécrétion se tarit totalement de ce côté. Elle continua à allaiter son enfant avec le sein droit exclusivement jusqu'à l'âge de dix mois ;

à partir de ce moment, elle s'aida d'une soupe aux farines. L'enfant fut sevré à quinze mois.

On voit par ces observations quels résultats on peut obtenir grâce à la persévérance de la part de la mère et à l'encouragement aidé d'une bonne direction de la part du médecin.

Le régime alimentaire d'une femme qui nourrit doit être varié sans toutefois être trop copieux. Il sera surtout riche en sucre et en substances hydro-carbonées. La viande n'est pas indispensable deux fois par jour. Les repas seront de quatre par vingt-quatre heures au réveil, à midi, vers quatre heures et vers sept heures.

Les boissons fortement alcooliques, telles que le cognac, le rhum et surtout les liqueurs à essence, l'absinthe, le bitter, etc. seront bannies. Le vin pur ou coupé d'eau, le cidre, la bière suivant les régions, pourront être permis, en quantité modérée, au moment des repas. Pour apaiser sa soif qui est souvent vive, la nourrice absorbera dans l'intervalle des repas une boisson composée d'une décoction fraîche d'orge renouvelée chaque jour pendant l'été. Le thé et le café ne sont pas à conseiller ; leur abus ainsi que celui des boissons riches en alcool excitent le nourrisson, et empêchent son sommeil. On sait que l'alcool absorbé par la nourrice passe dans son lait.

Les troubles gastro-intestinaux de certains nourrissons, diarrhée, vomissements, auxquels s'ajoutent de l'excitation, des convulsions ou quelquefois un abattement profond qui conduit au coma n'ont pas d'autre origine qu'un abus d'alcool ou une crise d'ivresse chez la nourrice.

Les principes odorants de certains aliments tels que l'ail, l'asperge, l'oignon, la carotte, l'anis et la salade assaisonnée avec ces produits, absorbés par la nourrice passent dans le lait, et s'ils s'y trouvent en quantité suffisante, ils peuvent impressionner désagréablement le nourrisson.

Les émotions morales vives troublent la sécrétion lactée en la diminuant, elles en altèrent aussi la composition normale. Une bonne nourrice doit être cuirassée contre tous les événements heureux ou malheureux qui peuvent l'intéresser. Elle doit vivre dans une quiétude, voire même dans une béatitude parfaite d'esprit.

. Le surmenage physique, les fatigues exagérées, les longues veillées déterminent également des modifications du lait nuisibles à la santé du nourrisson.

Il est à remarquer que, dans un certain nombre de cas, le retour des règles chez une nourrice peut d'une part diminuer pendant quelques jours la sécrétion lactée et d'autre part provoquer de la diarrhée chez le nourrisson.

Ces troubles digestifs persistent pendant toute la

durée de la menstruation et se dissipent d'eux-mêmes. Il faut rappeler ce fait qui explique certaines indispositions de l'enfant dont on chercherait en vain la cause si l'on n'était pas prévenu.

Si certaines femmes qui ont leurs règles peuvent rester d'excellentes nourrices, d'autres au contraire voient la quantité de lait diminuer, en même temps que leur nourrisson présente des troubles de la digestion plus ou moins accentués.

CONTRE-INDICATIONS A L'ALLAITEMENT MATERNEL

Si l'élevage de l'enfant par sa mère doit être chaudement recommandé, il est cependant des cas où l'allaitement est défendu.

Certaines maladies constituent en effet des contre-indications absolues à l'allaitement maternel. C'est ainsi qu'une femme atteinte de tuberculose pulmonaire, d'abcès froids, d'adénite bacillaire, de tumeur blanche et de scrofule ne peut nourrir son enfant à cause de la contagion possible et presque inévitable de la mère au nourrisson, et de l'aggravation de la maladie par suite de la fatigue et de l'affaiblissement de la résistance organique qu'entraînerait chez de pareilles femmes la lactation prolongée. Il en est de même des albuminuriques, des épileptiques. L'hystérie, à moins qu'elle ne se manifeste sous forme de grandes crises se répétant à de courts intervalles, n'est pas une contre-indication à l'allaitement maternel ; on a même constaté des cas où il agissait comme un véritable sédatif du système nerveux.

Les médecins sont très souvent mis en demeure de dire si l'on peut laisser une nourrice (mère ou nourrice mercenaire) continuer à allaiter alors qu'elle a de la fièvre, car on suppose qu'une affec-tion fébrile doit vicier le lait.

Si la maladie doit être légère, telle qu'une angine banale, un accès de grippe, un embarras gas-trique, évoluant en quelques jours, on peut per-mettre à la femme d'allaiter, tout en lui recomman-dant de prendre des précautions pour éviter la contagion.

Si la maladie paraît devoir se prolonger, comme la fièvre typhoïde par exemple, il faut suspendre l'allaitement pour épargner l'enfant et éviter un épuisement des forces de la mère.

Pendant la durée d'une maladie cyclique comme la pneumonie, on supprime l'allaitement, mais on entretient la sécrétion lactée au moyen d'un tire-lait ; une fois l'entrée en convalescence, après la crise, on peut remettre l'enfant au sein.

Les maladies éruptives de nature contagieuse (rougeole, scarlatine, variole, érysipèle), dès qu'on soupçonne leur existence, exigent impérieusement la cessation de l'allaitement et l'éloignement du nourrisson. Il en est de même des maladies puerpérales graves.

L'administration des médicaments au cours d'une affection de la mère doit être très prudente, car un grand nombre d'entre eux passe dans le lait ; je citerai dans ce cas la rhubarbe, le jalap, la scammonée, le borate, le bicarbonate et le sulfate de soude et de magnésie, l'acide acétique, l'antimoine, le bismuth, l'arsenic, l'iode, l'opium. La présence du mercure dans le lait de la femme soumise au traitement hydrargirique peut servir à traiter l'enfant atteint d'accidents syphilitiques.

A côté de contre-indications à l'allaitement, il y a des indications absolues, par exemple la syphilis de la mère et de l'enfant au moment de sa naissance ; ce dernier peut contaminer une nourrice mercenaire et causer de gros ennuis à la famille. La nourrice peut traîner les parents devant les tribunaux et les faire condamner au paiement de dommages et intérêts élevés.

GROSSESSE ET ALLAITEMENT

Lorsqu'une grossesse survient pendant l'allaitement, on voit souvent le lait diminuer, la femme présenter des signes évidents de fatigue, et l'enfant cesser de prospérer. Dans d'autres cas, la sécrétion lactée, tout en diminuant de volume, devient plus riche en principes solides, de sorte que l'enfant continue à croître.

Néanmoins il est prudent de faire interrompre l'allaitement dès que l'existence d'une nouvelle grossesse est certaine, c'est-à-dire entre le quatrième et le cinquième mois lorsque les mouvements du fœtus deviennent perceptibles.

SOINS DE PROPRETÉ

Les soins de propreté du corps doivent être rigoureux de la part d'une nourrice. Les grands bains, voire même les douches tièdes, accompagnées d'un savonnage de la peau, seront conseillés.

Chaque jour, la nourrice sortira au grand air, elle se donnera de l'exercice afin d'activer son appétit et de faciliter sa digestion.

L'une des conditions les plus importantes pour qu'une femme soit bonne nourrice, c'est qu'elle ait de l'appétit et qu'elle digère bien, car alors sa nutrition s'effectue convenablement, son lait est riche et abondant : si, au contraire, elle a des digestions pénibles et si elle souffre de l'estomac, elle ne tardera pas à perdre ses forces et à maigrir ; son lait sera moins abondant et parfois de qualité médiocre, aussi devra-t-elle cesser d'allaiter pour sauvegarder sa santé et celle de son enfant.

ALLAITEMENT PAR UNE NOURRICE MERCENAIRE

C'est l'allaitement pratiqué par une femme autre que la mère.

Nous avons vu quelles étaient les raisons, dépendantes de l'état de santé de la mère, qui pouvaient apporter un réel empêchement à l'allaitement de son enfant. Il en est d'autres alléguées par beaucoup de femmes du monde, tels la crainte de fatigues, le renoncement aux réunions, aux fêtes, aux réceptions ; ce sont, comme on le voit, des prétextes extra-médicaux, mais devant lesquels le médecin doit parfois s'incliner.

L'enfant est confié à une nourrice mercenaire, c'est-à-dire à une femme qui transforme, comme le dit Pinard, son lait en denrée alimentaire.

Il y a deux sortes de nourrices mercenaires. Les nourrices sur lieu et les nourrices à distance.

NOURRICES SUR LIEU

Ce sont des femmes qui abandonnent leur propre enfant et viennent habiter dans la maison de celui qu'elles doivent allaiter. Ce sont généralement des campagnardes ou des filles mères, nourries grossièrement chez elles, privées de ressources. Il en est même qui font de l'allaitement mercenaire un véritable commerce. Si les familles qui gagent une nourrice mercenaire connaissaient les déboires, les soucis de toute sorte auxquels elles s'exposent, elles se garderaient bien d'accueillir une femme qui deviendra bientôt un véritable despote, qui en imposera à la maîtresse de maison, abusant de sa présence indispensable près du nourrisson pour commettre bien des méfaits.

Il faut reconnaître toutefois que l'alimentation d'un enfant au sein d'une nourrice mercenaire, même de médiocre qualité, est encore très supérieure pour lui à l'alimentation au biberon.

Dans le fait de gager une nourrice, on s'expose donc à bien des tourments, on commet en outre une mauvaise action, car on enlève à l'enfant de la nourrice le lait de sa mère auquel il a droit. Aussi les enfants des nourrices mercenaires, confiés, après le départ de leur mère, à une femme qui les élève au biberon, sont-ils privés de la sollicitude et des soins que seule une maman peut et sait donner à son nourrisson. Spoliés de la nourriture qui leur revenait d'après les lois de la nature, ils meurent en grand nombre. Lorsque vous verrez se promener dans la rue une plantureuse nourrice vêtue d'une grande pèlerine, coiffée d'un superbe bonnet garni de larges rubans, portant un jeune bébé dans les bras, vous pouvez vous dire que cette femme, qui respire la santé et qui est fière de son nourrisson d'emprunt, a délaissé son propre enfant, lequel se meurt doucement dans des mains étrangères, victime du biberon et des soupes. Sans compter que très souvent le mari délaissé se livre à l'ivrognerie et à la débauche avec l'argent gagné par sa femme et ne prend nul souci de l'élevage et de l'éducation de ses enfants.

Le sénateur Roussel, ému de la mortalité élevée des enfants des nourrices mercenaires, a essayé, en faisant voter en 1874 la loi qui porte son nom, d'apporter un remède à cette pénible situation.

Un article de cette loi défend à toute femme de se placer comme nourrice si son enfant n'a pas sept mois révolus ou si, plus jeune, il n'est pas nourri au sein par une autre femme.

Ce paragraphe est journellement violé avec la complicité des maires des communes et des médecins, malgré de nombreuses protestations et au grand détriment de la santé de nombreux enfants. Jamais une famille ne consentirait à prendre pour allaiter un enfant de quelques jours une nourrice dont le lait est vieux de sept mois.

NOURRICES A DISTANCE OU EXTERNES

L'entretien d'une nourrice sur lieu est un luxe qu'un nombre relativement restreint de parents peut s'offrir. En effet, la nourrice sur lieu est vêtue, logée, nourrie et reçoit en outre des gages assez élevés, de 80 à 120 francs par mois.

Au lieu de déplacer la nourrice, c'est l'enfant que l'on envoie au loin chez une femme déjà mère et qui promet, moyennant finances, de nourrir au sein le nourrisson qu'on lui confie.

Dans ce cas, la nourrice est dite externe ou à distance. Ce mode de placement est encore plus dangereux pour la vie de l'enfant que l'allaitement au biberon. La nourrice, sauf de très rares exceptions, donne d'abord le sein à son propre enfant et n'offre que de rares tétées au nourrisson étranger, dont elle complète la nourriture par des soupes, des biberons. C'est la surveillance maternelle qui manque en pareille circonstance; c'est un pauvre innocent que l'on abandonne, sans contrôle, aux soins étrangers et qui tombera victime de l'éloignement de ses parents.

L'allaitement mercenaire donné par une nourrice sur lieu ou par une nourrice à distance aboutit donc aux mêmes résultats : la mort fréquente d'un enfant.

Il ne faut jamais oublier ces deux vérités :

Le lait de la mère appartient à l'enfant.

Un nourrisson éloigné de sa maman est voué à une mort presque certaine.

CHOIX D'UNE NOURRICE

Qu'elle soit sur lieu ou à distance, la nourrice doit remplir certaines conditions, relatives surtout à son état de santé. Le choix d'une nourrice, souvent confié au médecin de famille, est chose importante et délicate. Disons immédiatement que c'est à l'usage qu'on peut réellement juger une nourrice, car un lait excellent pour un bébé peut ne pas convenir à un autre.

La nourrice doit être âgée de vingt à trente ans et jouir d'une constitution robuste. Elle sera autant que possible d'un caractère doux et placide, ne se mettant pas facilement en colère et restant plutôt indifférente aux événements agréables ou désagréables qui l'intéressent. Une certaine activité et une intelligence au moins ordinaire sont nécessaires pour qu'elle s'acquitte convenablement de sa besogne.

Il faut qu'elle soit accouchée depuis deux mois afin qu'elle soit complètement remise des suites de couches. Il ne faut pas non plus que le lait soit trop vieux parce qu'il pourrait venir à manquer, ou serait mal digéré par un jeune nourrisson.

En règle générale, les nourrices ayant déjà fait une nourriture offrent plus de garanties, elles sont plus expérimentées au point de vue des soins à donner à l'enfant. Les femmes de la campagne qui n'ont jamais nourri un enfant en ville perdent souvent leur lait, faute d'acclimatement et aussi à cause du changement complet dans leurs habitudes, leur genre de vie et leur alimentation ; c'est parmi elles surtout qu'il est préférable de choisir une femme multipare, ayant à son actif une nourriture précédente.

EXAMEN DE LA NOURRICE

Il doit être général et local.

Lorsqu'on examine une nourrice au point de vue général, on doit porter son attention sur l'état de pâleur ou de coloration du visage, sur la teinte des cheveux, les femmes brunes ayant une tendance à posséder un meilleur lait que les blondes et surtout les rousses qui sont à mettre de côté.

La dentition sera en bon état, les dents cariées indiquent une nutrition ralentie et une constitution plutôt médiocre.

Il ne faut pas de grosses amygdales à cause des angines fréquentes, pas de ganglions du cou hypertrophiés et encore moins de cicatrices d'abcès froids ganglionnaires, de scrofule.

La recherche de la syphilis par l'interrogatoire, l'examen de la bouche et de la gorge sera faite d'une manière très sérieuse.

On auscultera avec soin le cœur et les deux poumons ; le moindre signe douteux en faveur de la tuberculose constitue une raison pour refuser la nourrice. Celle-ci ne devra pas être réglée.

L'examen local, c'est-à-dire l'examen des deux seins est d'une grande importance. Plus la glande mammaire est développée, plus le lait est abondant, mais il ne faut pas confondre le développement de la glande avec celui des seins qui peuvent être volumineux parce que gras. Lorsque la glande est bien développée, on perçoit en saisissant le sein à pleines mains des nodosités dures, irrégulières, qui constituent le sein presque tout entier.

On rencontre couramment d'excellentes nourrices avec de petits seins. Des veines bleuâtres bien apparentes, preuves de la richesse de la circulation, sillonnent les seins chez les bonnes nourrices.

Le mamelon sera bien conformé, saillant, ni trop gros, ni trop petit afin que l'enfant le saisisse complètement et facilement avec la bouche. Il sera percé d'une dizaine d'orifices qui laisseront jaillir le lait lorsqu'on comprimera le sein entre les doigts.

EXAMEN DU LAIT DE LA NOURRICE

On prendra du lait de la fin d'une tétée, il est moins aqueux qu'au début et renferme plus de globules de beurre en suspension. Quelques gouttes déposées dans une cuiller ou dans un verre laisseront un dépôt blanchâtre, épais, adhérent.

Examinées au microscope, elles se montreront riches en gouttelettes graisseuses.

Enfin, un bon signe est le suivant. On fait téter l'enfant de la nourrice et, s'il se montre rassasié avec un sein, cela prouve que la quantité de lait qu'il a ingéré est suffisante ; il faut tenir compte cependant de l'intervalle qui sépare deux tétées ; un enfant qui a mangé une demi-heure auparavant sera plus vite repu que s'il est à jeun depuis deux ou trois heures. On peut encore peser l'enfant avant et après une tétée, la différence de poids donne la quantité de lait absorbé.

EXAMEN DE L'ENFANT DE LA NOURRICE

Il faut s'assurer que l'enfant présenté par la nourrice est bien le sien ; il peut y avoir des substitutions, le fait s'est déjà montré. Le mieux est d'exiger l'extrait de naissance et de voir si l'âge qu'il porte concorde avec celui de l'enfant qu'on présente ; on peut encore s'entourer des renseignements les plus complets. L'enfant sera examiné nu, il devra être propre, sans rougeur aux fesses, la peau sera marbrée et les chairs fermes, la figure pleine, les mouvements et le cri vigoureux. L'examen des selles démontrera, par leur

aspect jaune d'or, si l'enfant s'alimente convenablement et s'il n'a pas été gavé de bouillies
pour lui donner un embonpoint artificiel. Sans
présenter une garantie absolue, les bureaux de
nourrices autorisés fournissent en général des
femmes de la campagne, qui ont été examinées
avant leur départ et qui subissent encore à leur
arrivée au bureau, une visite médicale.

Lorsque toutes ces conditions, tant du côté de la
nourrice que du côté de son enfant, seront rem-
plies, on peut espérer, sans toutefois avoir une
certitude absolue, que la femme choisie sera apte à
conduire une nourriture. Mais il faut compter chez
les nourrices mercenaires avec une foule de circonstances qui peuvent diminuer et même tarir la
sécrétion lactée. Aussi la surveillance continuelle
de leur alimentation, qui sera copieuse sans exagération, est-elle indispensable. Les femmes de la
campagne qui mangent plus de légumes que de
viande, se gavent de viande lorsqu'elles arrivent à
la ville, et les excès de régime, soit en boissons,
soit en aliments, ne tardent pas à avoir une
influence fâcheuse sur la qualité et la quantité du
lait.

L'allaitement par une nourrice mercenaire sera
conduit de la même façon que l'allaitement par la
mère. A moins que d'être absolument sûrs de la
nourrice, les parents feront bien de conserver l'en-

fant sous leur surveillance pendant la nuit, afin
que la nourrice, pour empêcher ses cris, ne le gave
ou ne l'installe près d'elle dans son lit.

DU CHANGEMENT DE NOURRICE

Si le nourrisson digère mal, si sa croissance ne
se fait pas régulièrement, s'il maigrit ou reste chétif, ou encore si la nourrice tombe malade ou
devient enceinte, il faut pourvoir à son remplacement.

Le changement de nourrice n'est pas sans
entraîner quelque perturbation dans la courbe de
poids et dans la nutrition générale du nourrisson,
mais tout rentre facilement dans l'ordre si l'on
peut tomber sur une meilleure nourrice que la
première.

Qu'il soit élevé par sa mère ou confié aux soins
d'une nourrice mercenaire, l'enfant mis au sein
doit être placé convenablement afin que la tétée se
fasse facilement. Deux cas sont à considérer. La
mère ou la nourrice sont au lit. On peut d'abord
faire procéder au lavage du mamelon avec
de l'eau bouillie tiède ; cette précaution est rarement prise lorsqu'il n'y a point de gerçures ou de
crevasses. Si la femme ne peut s'asseoir dans son
lit, elle se couchera du côté du sein qu'elle va

offrir à l'enfant. Celui-ci sera alors placé parallèlement à la nourrice, de façon que la bouche soit à hauteur du mamelon, le corps légèrement oblique, la tête un peu plus élevée que les pieds. L'une des mains de la femme, celle du côté du sein à téter, embrassera la tête et le cou de l'enfant, l'autre saisira l'extrémité du sein et maintiendra, si c'est nécessaire, le mamelon dans la bouche du nourrisson en pressant légèrement la glande pour faire sourdre le lait.

Si la femme est assise dans son lit, l'enfant sera couché dans le bras homonyme au sein offert et son corps dirigé transversalement, la tête plus élevée que les pieds.

Il y a des nourrissons qui tètent plus ou moins vigoureusement, certains s'amusent au sein, le quittant et le reprenant sans cesse. Pour ces derniers, il est parfois nécessaire de maintenir la bouche contre le mamelon, car les tétées sont de trop longue durée.

Les narines d'un enfant doivent toujours rester libres lorsqu'il est au sein. C'est par elles qu'il respire. Il suffit, pour s'en rendre compte, de remarquer la difficulté avec laquelle s'alimentent les nourrissons atteints d'un simple coryza, ou ceux dont les narines sont obstruées par un amas de malpropretés accumulé à leur orifice. Certains enfants appliquent mal la bouche autour du mamelon, si bien qu'ils avalent en tétant une certaine quantité d'air. A la fin de la tétée ils poussent des éructations suivies de vomissements parfois abondants. Pour éviter cet accident et corriger l'enfant, il faut diminuer la durée des tétées, les rendre plus fréquentes, jusqu'à ce que le nourrisson ait perdu sa mauvaise habitude.

MOYENS DE FAIRE PASSER LE LAIT AU MOMENT DU SEVRAGE

Lorsque l'enfant est arrivé à la période du sevrage, la mère ou la nourrice doivent faire tarir la sécrétion lactée.

Si le sevrage est lent, c'est-à-dire si l'on prend soin de diminuer progressivement le nombre de tétées, la quantité de lait sécrétée diminue parallèlement, puisque nous savons que la succion entretient la lactation. Dans ce cas, le lait disparaît de lui-même, et, sans autre précaution, la sécrétion s'arrête.

Mais si le sevrage est brusque, si du jour au lendemain l'enfant passe de l'allaitement au sein à l'allaitement artificiel, il faut intervenir par différents procédés pour faire passer le lait. Cette opération dure plusieurs jours, surtout si la sécrétion était abondante, et ne va pas sans entraîner quelques douleurs pour la mère. En effet, les glandes mammaires sont pleines de lait, le mamelon est turgescent, quelquefois même on constate de l'adénite axillaire. Le remède le plus communément employé est un purgatif énergique. On se figure aisément que les selles fréquentes accompagnées d'une grande déperdition de sérosités influent sur la sécrétion lactée; ce raisonnement, admis couramment dans le public, serait exact si la femme ne remplaçait pas par des boissons abondantes, tisanes en particulier, la quantité plus ou moins considérable d'eau qu'elle évacue avec les selles. Si le purgatif ne produit pas l'effet cherché, au moins il est inoffensif et, à ce titre, il ne présente aucun inconvénient.

C'est surtout la compression des seins qui tarit la sécrétion lactée. Cette compression doit se faire au moyen d'une épaisse couche d'ouate appliquée sur la poitrine et maintenue en place, grâce à un bandage de corps ou, plus simplement, à une serviette que l'on serre vigoureusement avec des épingles de nourrice.

Outre le pansement compressif, il peut être utile de placer sur chaque mamelon un morceau de tarlatane molle trempée dans une solution de chlorhydrate de cocaïne au 1/10. Cette substance anesthésie le mamelon et par réflexe diminue la sécrétion lactée. Au bout de quatre à cinq jours, le pansement peut être enlevé; les seins sont vides de lait. Si le pansement venait à se desserrer, il faut le renouveler.

Enfin, la nourrice diminuera dans de fortes proportions la quantité de boissons et cessera complètement celles prétendues lactogènes, telles que la bière de Malt, les infusions d'orge et de gruau, etc.

CHAPITRE III

ALLAITEMENT ARTIFICIEL

Lorsque, pour des raisons d'ordre particulier, maladies, malformation des seins, ou d'ordre social, nécessité de travailler hors de chez elle, la mère ne peut nourrir elle-même son enfant ni le confier à une nourrice mercenaire, il faut recourir à l'allaitement artificiel. C'est encore ce mode d'allaitement qui sera choisi dans les cas de difformités buccales du nourrisson, bec-de-lièvre, perforation ou fissure de la voûte palatine, gueule-de-loup, qui le mettront dans l'impossibilité d'exécuter le mouvement de succion. L'allaitement artificiel est ainsi appelé parce qu'il est opposé à l'allaitement naturel, physiologique, rationnel, et qu'il faut, pour le faire supporter par le nourrisson, user de certains artifices, de moyens détournés, coupage et chauffage, que nous étudierons plus loin.

Le lait dont on se sert dans l'allaitement artificiel provient de certains animaux et sa composition diffère de celle du lait de femme. C'est pour cette raison qu'il est plus difficilement digéré et assimilé par l'enfant.

Voici la composition moyenne des laits habituellement employés, comparée à celle du lait de femme :

	Caséine.	Lactose.	Beurre.	Sels.
Lait de femme. . . .	15	63	38	2,5 par litre
Lait d'ânesse.. . . .	16	60	27	5 —
Lait de vache	33	55	37	6 —
Lait de chèvre. . . .	40	43	47	6 —

Ce tableau nous montre que c'est le lait d'ânesse qui se rapproche le plus du lait de femme ; c'est à lui que l'on devrait avoir recours s'il était possible de se le procurer en quantité suffisante. Son prix est très élevé à cause de sa rareté ; il n'y a guère qu'à Paris où l'on élève des troupeaux d'ânesses. Il présente en outre le gros inconvénient de ne pas supporter l'ébullition, il faut donc le consommer le plus rapidement possible après la traite.

Le lait de chèvre est très riche en caséine (40 grammes en moyenne par litre) et en beurre (47 grammes en moyenne par litre), qui le rendent très indigeste. Il dégage, lorsque l'animal n'est pas maintenu en état de propreté rigoureuse, une odeur et un goût spéciaux — saveur hircine — qui ne tardent pas à inspirer du dégoût à certains enfants.

La chèvre est un animal dont la période de lactation ne dépasse guère les cinq mois d'été ; son lait peut difficilement se stériliser et doit être employé très rapidement après la traite.

Néanmoins, dans certaines contrées, on se sert de la chèvre pour alimenter l'enfant qui est mis directement au pis de l'animal. Le nourrisson est couché dans un berceau bas et la chèvre est maintenue au-dessus du berceau. .

La chèvre doit avoir mis bas récemment; on choisit autant que possible un animal privé de cornes, afin qu'il ne puisse blesser l'enfant.

Si la mammite tuberculeuse de la chèvre est une rareté pathologique, en revanche, la tuberculose pulmonaire peut se rencontrer lorsque l'animal a été exposé à l'infection bacillaire. Il faut cependant reconnaître que la contamination est plus difficile pour la chèvre que pour la vache par exemple.

La transmission de la tuberculose par le lait de chèvre, quoique plus rare qu'avec le lait de vache, n'est en somme pas complètement impossible.

L'alimentation de la chèvre qui fournira le lait destiné à un enfant, méritera d'être surveillée. Elle sera composée d'herbages frais, de foin et de barbotages préparés avec du son et de l'avoine cuits.

Le lait habituellement employé pour l'allaitement artificiel est celui de la vache. On le trouve facilement, mais il faut avouer que dans les grandes villes il est souvent de qualité médiocre, parce qu'il est écrémé, c'est-à-dire qu'on lui a enlevé une certaine quantité de beurre. De plus, l'alimentation des vaches productrices du lait pour la vente, est parfois négligée en ce sens que les marchands nourrissent leurs vaches avec des drèches provenant des distilleries et des brasseries ou des pulpes de betteraves, résultats de la fabrication du sucre. Si la nourriture de la vache était toujours composée d'herbages ou de fourrages secs, le lait serait meilleur. Sa richesse en beurre, pour qu'il soit considéré comme bon pour l'enfant, doit se chiffrer par 35 grammes au moins par litre.

On conseille souvent de donner à l'enfant du lait qui provienne toujours de la même bête, afin qu'il ait une composition peu variable. Cette précaution est inutile, car la teneur du lait en beurre et en caséine change non seulement suivant l'heure de la journée, mais aussi avec le début ou la fin d'une même traite. Chez la vache, on trouve à la fin de la traite de deux à douze et même vingt fois plus de beurre qu'au commencement. Il faudrait donc, pour obtenir un lait de même composition, se procurer celui d'une seule traite et le recueillir pour l'enfant, soit toujours au début ou toujours à la fin de la traite. Si cela est possible à la campagne, lorsque la vache est logée dans une étable voisine de la maison de l'enfant, cela devient presque impraticable à la ville, où le lait est apporté une ou deux fois par jour et provient, malgré les affirmations du marchand, du mélange des traites de plusieurs animaux. Ce que l'on doit obtenir des fournisseurs, c'est de livrer un lait provenant de vaches indemnes de tuberculose. Cette maladie est très répandue parmi le gros bétail, 80 fois sur 100 environ ; il existe même des étables contaminées, mal tenues, dans lesquelles tous les sujets indistinctement sont touchés par la tuberculose. Rien n'est plus dangereux que de faire usage d'un lait provenant d'un tel foyer d'infection et surtout de le consommer cru, sans ébullition ou stérilisation préalable.

Nous avons vu déjà que la présure du suc gastrique de l'enfant coagule la caséine du lait de vache en une masse compacte difficilement attaquable par les sucs digestifs ; de là une digestion pénible, lente, préparant la voie aux troubles gastro-intestinaux. Il y a un autre inconvénient, c'est la contamination par les microbes, autres que celui de la tuberculose, et qui souillent les récipients dans lesquels on dépose le lait, l'atmosphère ou les mains de celui qui effectue la traite.

Pour toutes ces raisons, l'allaitement artificiel est plus difficile, il expose l'enfant à des crises fréquentes de gastro-entérite, souvent mortelles, et a besoin d'une surveillance particulière tant de la part des parents que de celle du médecin.

QUANTITÉ DE LAIT A DONNER

Les chiffres que nous allons indiquer sont des chiffres moyens, ils sont à augmenter ou à diminuer suivant la façon dont l'enfant se développe et surtout suivant la façon dont il digère. Si la balance n'est pas absolument utile pour suivre la croissance de l'enfant au sein, elle devient indispensable pour l'enfant élevé au biberon. Elle seule permet de se rendre compte du développement régulier. La quantité de lait ne doit être augmentée que si le poids de l'enfant reste stationnaire et qu'aucune autre cause, si ce n'est l'insuffisance de l'alimentation, n'intervient dans l'arrêt de la croissance, diarrhée, dentition ou maladie intercurrente par exemple.

Jusqu'au cinquième mois inclusivement, le nombre des repas sera de sept par vingt-quatre heures et l'intervalle entre chacun d'eux doit être de trois heures, de façon à permettre l'évacuation de l'estomac et la digestion à peu près complète du repas précédent. Le premier biberon sera donné vers 5 heures du matin, le dernier vers 11 heures du soir. Dans la journée, il faut éveiller l'enfant lorsque l'heure de son repas est arrivée, mais entre 11 heures du soir et 5 heures du matin, il faut respecter son sommeil.

Voici le tableau par repas, et par 24 heures, de l'alimentation de l'enfant élevé au biberon.

	Lait coupé de moitié d'eau bouillie et sucrée à 5 p. 100.	
	par repas.	par 24 heures.
1er jour.	»	»
2e —	10 grammes	70 grammes
3e —	15 —	105 —
4e —	20 —	140 —
5e —	25 —	175 —
6e —	30 —	210 —
7e —	35 —	245 —

Pendant la première semaine, on donne autant de fois 5 grammes par tétée que l'enfant a de jours.

	par tétée.	par 24 heures.
A 1 mois (7 tétées).	90 grammes	630 grammes
A 2 — — .	105 —	735 —
A 3 — — .	120 —	840 —
A 4 — — .	135 —	945 —
A 5 — — .	150 —	1.050 —
A 6 — (6 tétées).	175 —	1.050 —
A 7 — — .	180 —	1.088 —

La progression continue de façon à atteindre 90 grammes par tétée à la fin du premier mois.

Il ne faut jamais dépasser 1.100 grammes de lait par 24 heures. Il est préférable, au delà du septième mois, si la croissance de l'enfant s'arrête, et seulement dans ce cas, de remplacer un biberon par une soupe aux farines (crème d'orge ou crème de riz) très liquide (une cuillerée à café de farine pour 175 grammes de liquide, 100 grammes de lait et 75 grammes d'eau sucrée), pour devenir dans les mois suivants un peu plus épaisse, soit deux cuillerées à café de farine à neuf mois, trois à dix mois, quatre ou une cuillerée à soupe à onze mois. A partir du dixième mois, on peut donner deux soupes par jour, une le matin, l'autre le soir, et la faire prendre à la cuiller, la quantité de liquide ne dépassant pas 200 grammes, soit 100 grammes de lait et 100 grammes d'eau bouillie et sucrée. Le nombre des repas restant fixé à six par vingt-quatre heures, dont quatre biberons de 175 à 180 grammes de lait pur et sucré, avec trois heures d'intervalle entre chaque repas.

L'alimentation à partir du douzième mois sera exposée dans le chapitre relatif au sevrage.

Dans le premier mois, le lait sera coupé de moitié, dans le second mois on l'étendra d'un tiers d'eau et dans le troisième d'un quart. A partir du quatrième mois le lait pourra être donné pur, à condition que l'enfant le digère, sinon on pourra continuer à le couper. Il est nuisible et même dangereux de couper le lait avec de l'eau panée des décoctions d'orge ou de gruau, comme on le fait trop souvent. L'eau bouillie est le meilleur liquide de coupage. La quantité de sucre à ajouter au lait sera invariablement de 5 p. 100.

Les chiffres indiqués dans le tableau de répartition du lait par tétée et par vingt-quatre heures doivent se comprendre comme représentant le volume total de liquide à donner à l'enfant. C'est ainsi que pour le troisième mois, par exemple, au cours duquel on donne 120 grammes par tétée, il faut retrancher le quart de 120, soit 30 grammes, représentant la quantité d'eau; il reste donc 90 grammes de lait pur.

La courbe de poids d'un enfant élevé au biberon devrait être théoriquement la même que celle d'un enfant élevé au sein, mais en général la progression est moins régulière, elle lui est même inférieure dans la presque totalité des cas.

QUANTITÉ DE LAIT A DONNER SUIVANT LE POIDS

Pour évaluer, écrit Terrien (*loc. cit.*), la quantité de lait que doit prendre un enfant à chaque repas, il suffit de multiplier par 2 les deux premiers chiffres de son poids et d'ajouter à ce résultat : un cinquième de la quantité ainsi obtenue si l'enfant pèse moins de 6 kilogrammes (poids d'un enfant de quatre mois) et un dixième seulement s'il pèse davantage.

Prenons un exemple : soit un enfant de 4.500 grammes. Multiplions les deux premiers chiffres par 2, soit $45 \times 2 = 90$; ajoutons le 1/5 de 90, soit 18, nous trouvons 108. Il faut donc donner à un enfant qui pèse 4.500 grammes 7 biberons de 100 grammes de liquide (lait et eau) en chiffres ronds.

Soit un enfant de 6.300 grammes, multiplions les deux premiers chiffres par 2, soit 63 × 2 = 126; ajoutons le 1/10 de 126, soit 12, nous obtenons 126 + 12 = 138. Un enfant de 6.300 grammes prendra 7 biberons de 140 grammes de lait par vingt-quatre heures, en chiffres ronds.

LE BIBERON

Ce qu'il faut éviter avant tout au cours de l'allaitement artificiel, c'est la suralimentation.

Sachant la quantité de lait que doit prendre l'enfant dans chaque biberon et l'intervalle entre chaque prise de lait, voyons maintenant le moyen de préparer les biberons.

Le biberon le plus simple se compose d'une bouteille en verre transparent à goulot assez étroit permettant l'adaptation facile et hermétique d'une tétine. On trouve dans le commerce des biberons à deux ouvertures qui présentent l'avantage de pouvoir se nettoyer aisément, mais qui ont le gros inconvénient de ne porter aucune division, et de ne pas être stérilisables par l'ébullition dans les appareils habituellement employés.

Il ne faut jamais se servir d'un biberon à tube, dont la vente devrait être formellement interdite à cause de l'impossibilité de les nettoyer convenablement [1]. Le lait s'altère et se caille dans le tube qui plonge dans la bouteille ou dans le tuyau qui

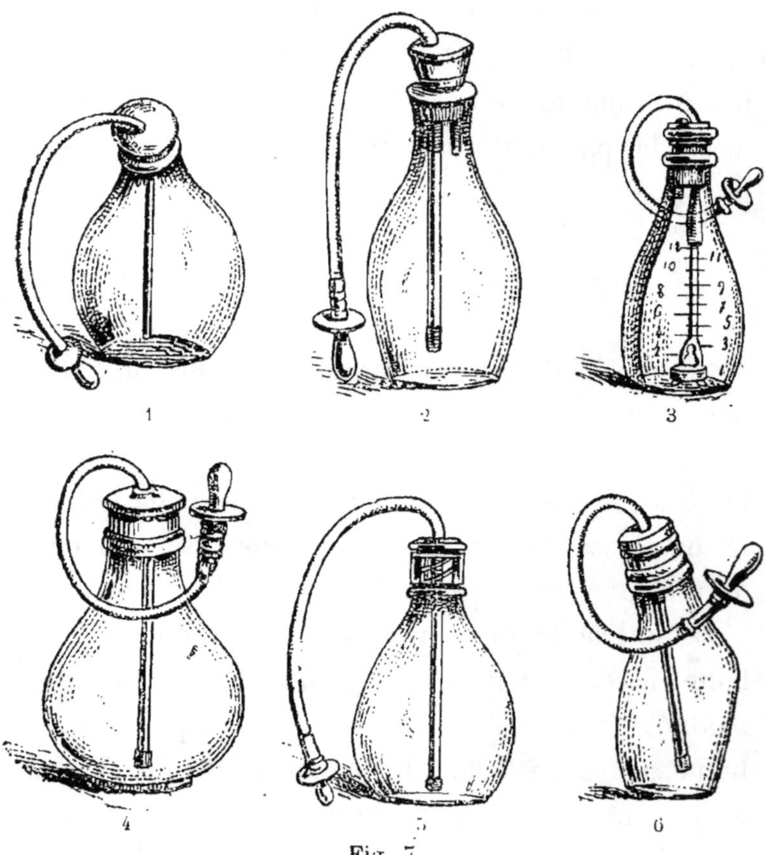

Fig. 7.

va du tube à la tétine. Les enfants contractent inévitablement de la gastro-entérite (fig. 7). Le mieux est d'employer un biberon portant gravées dans le verre

1. Le Sénat vient de voter en seconde lecture la prohibition de la vente des biberons à tube.

des divisions correspondant à des chiffres : 25, 50, 75, 100, 125, 150, 175, qui indiquent le nombre de centimètres cubes. Il est alors très commode de donner à l'enfant à chaque repas exactement la même quantité de liquide (fig. 8).

L'enfant doit prendre complètement en une seule fois le biberon qui lui est destiné ; un biberon entamé et non consommé entièrement est un biberon perdu.

Lorsque le biberon est terminé il faut le rincer le plus tôt possible avec de l'eau chaude.

On se sert aussi pour l'allaitement artificiel de petits récipients appelés sabots, c'est une sorte de petit bol terminé par un long bec creux en forme de tuyau que l'on met dans la bouche de l'enfant, lequel boit sans sucer.

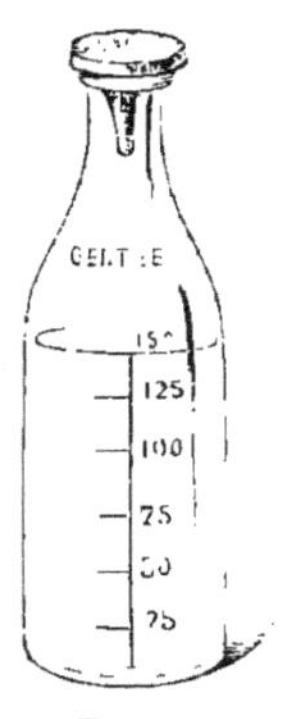

Fig. 8.

Enfin on peut encore donner le lait à la cuiller.

Les mamans, qui ont le loisir de consacrer tout leur temps à la surveillance et à l'élevage de leur enfant, peuvent, dès que le nourrisson est âgé d'un mois ou deux, recourir à ces deux derniers procédés, le sabot ou la cuiller; on évite par ces moyens les infections par le biberon ou la tétine, mais on tombe souvent dans un autre défaut grave, c'est une mauvaise réglementation dans la répartition du volume de chaque repas; il est nécessaire, en outre, de stériliser le lait au moment de le donner à l'enfant.

Rien ne vaut le biberon bien stérilisé.

La tétine, dont on coiffe le biberon, est en caoutchouc. Son extrémité arrondie est percée d'un ou deux petits trous faits avec une aiguille flambée ou avec un trocart triangulaire. Il ne faut pas que l'aspiration du lait soit trop pénible ni non plus trop facile ; dans ce dernier cas le lait arrive en abondance dans la bouche de l'enfant qui n'a pas le temps de le déglutir. On a imaginé des tétines présentant sur le côté une dépression au fond de laquelle une piqûre a été faite. Lorsque l'enfant qui a la tétine dans la bouche exécute des mouvements d'aspiration, le lait descend, et l'air, pénétrant dans le biberon, vient s'accumuler au fond de la bouteille et par sa pression rend l'écoulement continu (fig. 9).

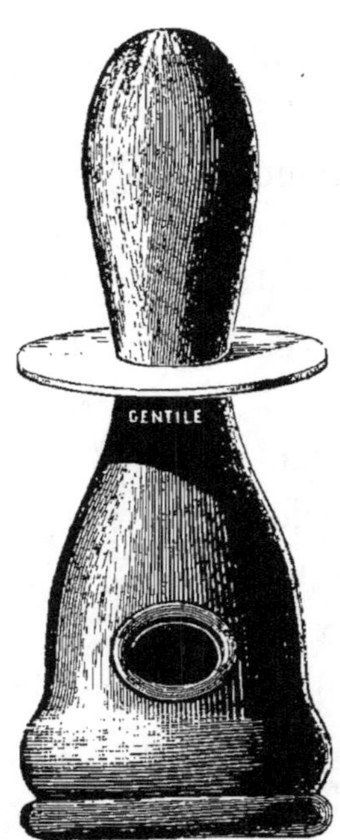

Fig. 9.

Dans l'intervalle de chaque tétée, la tétine est placée dans une solution de carbonate de soude. Elle est bouillie au moins une fois par jour avec la tétine.

CHAUFFAGE ET STÉRILISATION DU LAIT

Lorsqu'on laisse le lait au contact de l'air, dans un vase largement ouvert, les microbes qui voltigent dans l'atmosphère viennent souiller le lait ; parmi eux on rencontre le ferment lactique qui se nourrit aux dépens de la lactose ou sucre de lait et qui la transforme bientôt en acide lactique. Au fur et à mesure de sa production, l'acide lactique coagule la caséine, le lait est altéré, il est tourné, comme disent les ménagères. Il devient impropre à la consommation car il détermine des accidents graves souvent mortels ; d'où une première indication : de conserver le lait, qui est destiné à l'alimentation des enfants, dans des récipients couverts, à l'abri des poussières atmosphériques.

La souillure par le ferment lactique n'est pas la seule qui puisse altérer le lait. Pendant l'opération de la traite, au cours des manipulations et du transport du domicile du vendeur à celui de l'acheteur, au contact des bidons, le lait est exposé à toute sorte de contamination par des germes non seulement morbides, tuberculose par exemple, mais encore susceptibles de modifier sa composition et de faciliter la fermentation de ses différents éléments, caséine, lactose, etc...

L'introduction dans le tube digestif de l'enfant d'un pareil lait entraîne inévitablement la gastro-entérite, et, particulièrement dans les mois chauds de l'année, des diarrhées trop souvent mortelles. Il faut donc de toute nécessité débarrasser le lait des micro-organismes avant de le donner à l'enfant.

On a préconisé différents procédés que nous allons étudier.

D'abord, l'addition de substances chimiques, plus ou moins antiseptiques, le bicarbonate de soude, le formol, l'eau oxygénée, l'acide borique; ce sont des pratiques frauduleuses et souvent dangereuses pour la santé de l'enfant; elles méritent d'être rigoureusement défendues.

Réfrigération. — La conservation du lait peut être favorisée par la réfrigération; c'est un procédé assez onéreux et inefficace car le froid ne détruit pas les microbes, il les laisse intacts; ceux-ci se mettent à pulluler dès que cesse le refroidissement.

C'est donc à la chaleur qu'il faut avoir recours, c'est en effet le procédé le plus pratique, le plus sûr et le plus généralement employé.

Suivant la température à laquelle on portera le lait, le chauffage prendra le nom de pasteurisation ou de stérilisation.

Pasteurisation. — Elle consiste à porter le lait

à une température de 80° et à l'y maintenir pendant une demi-heure au minimum. Puis le lait est refroidi brusquement.

La pasteurisation détruit les germes pathogènes, en particulier le bacille de la tuberculose, mais laisse intacts d'autres microbes dangereux, certains microbes protéolytiques qui font fermenter la caséine et sont susceptibles de provoquer la gastro-entérite, surtout en été. Le lait pasteurisé doit être consommé dans les vingt-quatre heures, il ne se conserve pas au delà ; l'idéal serait de le soumettre à la température convenable immédiatement après la traite, dans ce cas cette opération bien conduite serait préférable à la stérilisation. Cette condition est difficilement remplie, surtout dans les villes où le laitier distribue son lait plusieurs heures après l'avoir trait.

Le refroidissement brusque après la pasteurisation est absolument indispensable ; si on laisse refroidir lentement le lait, il conserve pendant plusieurs heures une température progressivement décroissante entre 40 et 25°, température très propice à la pullulation des germes que n'a pas détruit le séjour à 80°, et l'enfant absorbe un aliment rempli de microbes nocifs.

Pour supporter ce refroidissement brusque, il faut des biberons en verre spécial ; leur prix est assez élevé, et comme ils se brisent facilement, la pasteurisation devient un procédé de luxe qui n'est pas à portée de toutes les bourses.

A cet inconvénient vient s'ajouter la conservation difficile du lait, même pendant vingt-quatre heures, au moment des fortes chaleurs de l'été.

Pour ces différentes raisons, la pasteurisation est relativement peu employée, car elle est loin d'être pratique.

Stérilisation. — C'est le procédé de choix ; il a fait ses preuves et il est le plus répandu.

Le lait bouilli est-il stérilisé ? Oui, mais à condition de se rappeler que le lait n'a pas bouilli lorsque, placé sur un fourneau, il monte à la partie supérieure du verre qui le renferme. Il faut, pour amener l'ébullition, par conséquent la température de 100-101°, briser la croûte de caséine qui se forme à la surface du lait chauffé. Il faut en outre maintenir l'ébullition à gros bouillons pendant un quart d'heure au moins, à cause de la résistance des germes qui font fermenter la caséine.

L'ébullition, pratiquée le plus tôt possible après la traite, est donc un excellent moyen de stérilisation, on peut y avoir recours et procéder de la façon suivante :

Dans un récipient plein d'eau on fait bouillir les biberons vides, et dans un second récipient le lait pur ou coupé d'eau en quantité suffisante pour les sept biberons de la journée.

Lorsque l'eau et le lait ont bouilli pendant un quart d'heure, on retire de l'eau bouillante les biberons que l'on remplit immédiatement de lait bouillant. L'instrument qui sert à remplir les biberons, l'entonnoir en l'espèce, doit être bouilli en même temps que les biberons. Par ce moyen, les biberons et le lait sont privés de tout germe. La stérilisation du biberon est indispensable, car mettre du lait bouilli dans un biberon qui ne l'est pas c'est rendre la stérilisation du lait tout à fait illusoire.

Lorsque les biberons contiennent la quantité de lait appropriée à l'enfant, on les bouche immédiatement avec un tampon d'ouate; ils sont conservés dans un endroit frais.

Le procédé que je viens d'indiquer est assez compliqué, en ce sens qu'il exige deux récipients ainsi qu'une manipulation du lait et des biberons stérilisés, au cours de laquelle les germes de l'atmosphère peuvent souiller le lait.

Aussi a-t-on imaginé différents appareils très simples, relativement peu coûteux, qui tournent la difficulté précédemment indiquée. Ce sont les appareils de Soxhlet, de Budin, de Gentile, etc. Ils reposent tous sur le même principe; en décrire l'un d'entre eux, c'est faire connaître tous les autres. Voici de quoi se compose l'appareil de Budin :

Dans une marmite, munie d'un couvercle, on place un panier en fil métallique dont chaque case peut loger un biberon, et en assez grand nombre pour contenir sept à huit biberons. On remplit les biberons de lait pur ou coupé d'eau suivant les besoins de l'enfant. On verse dans la marmite une certaine quantité d'eau jusqu'à demi-hauteur des biberons et on la place sur un fourneau allumé (fig. 10).

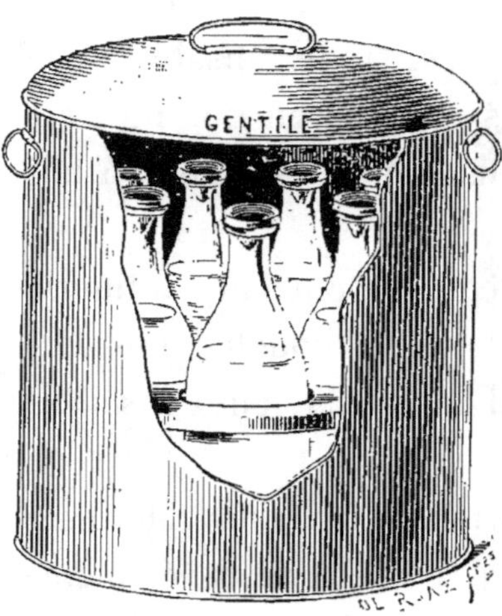

Fig. 10.

L'eau entre en ébullition, sa vapeur porte à 100° les biberons et leur contenu. Au bout de trois quarts d'heure d'ébullition, le lait contenu dans les flacons est stérilisé. Le panier est retiré de la marmite et placé dans un endroit frais. Pour maintenir le lait stérile en le mettant à l'abri des poussières atmosphériques, Budin a perfectionné le mode de bouchage préconisé par Soxhlet.

Chaque biberon, avant d'être placé dans la marmite, est bouché au moyen d'un capuchon de caoutchouc dont le fond est assez résistant et dont le rebord inférieur est limité par un épaississement en forme de bague qui doit enserrer le goulot (fig. 11). La paroi du capuchon est percée, dans un point voisin du fond, de deux petits trous faits à l'emporte-pièce. Au fur et à mesure que la température du lait augmente dans le biberon, l'air dissout s'échappe par les trous ménagés à cet effet. Lorsqu'on retire la bouteille du bain-marie, l'opération de la stérilisation une fois termi-née, le vide se fait dans son intérieur et le capuchon, s'ap-pliquant sur l'ouverture du

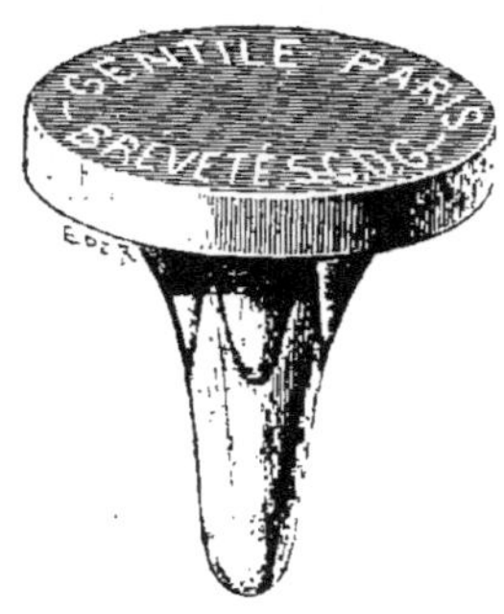

Fig. 11.

goulot, se trouve déprimé par la pression atmos-phérique. Il est parfois utile d'enfoncer à fond le capuchon sur le goulot au moment où l'on enlève les biberons de la marmite.

Par ce procédé, la même opération stérilise en même temps le contenant et le contenu. Le lait peut se conserver pendant vingt-quatre heures et même davantage. Néanmoins, il est plus prudent de procéder chaque matin à la préparation des biberons pour une seule journée.

On trouve dans le commerce des laits répartis en flacons de différents volumes et stérilisés indus-triellement. La température à laquelle ces laits dits de conserve ont été élevés est supérieure à 100°, elle a atteint en général 110°. Ils sont excellents pour l'alimentation de l'enfant, mais ils présentent souvent une couleur un peu brune et un goût particulier ; l'une et l'autre sont dus à la caramélisation du sucre du lait, la lactose, par la température supérieure à 100° nécessaire à la conservation et à l'expédition du lait loin du lieu de la récolte.

Quel que soit le mode de préparation du lait, pasteurisation, ébullition ou stérilisation au bain-marie, il faut, au moment de l'usager, enlever le capuchon de caoutchouc et le remplacer par une tétine. Le biberon est alors plongé pendant quelques minutes dans l'eau chaude afin d'être porté à une température convenable et donné à l'enfant.

Les expériences sur les animaux, des analyses chimiques sérieusement faites, ont démontré que le lait de vache stérilisé semblait aussi bien digéré que le lait cru et qu'il n'offrait pas les dangers que nous signalons plus loin.

« Avec le lait stérilisé, écrit Chavanne, le caillot n'offre au doigt qui le presse aucune résistance, aucune sensation d'élasticité. Il se laisse pénétrer comme un liquide épais, de la crème par exemple. A l'examen microscopique, si on n'observe aucune différence du côté des globules graisseux, du moins les granulations de caséine sont notablement plus fines, plus homogènes. Ce n'est pas évidemment le caillot ténu du lait de femme, ce n'est pas non plus le caillot que l'on obtient avec le lait d'ânesse, mais le volume des granulations de ce dernier caillot est peu différent du volume de celles du lait stérilisé. Il y a donc évidemment, du fait de cette chauffe du lait à 100°, non parvenu par conséquent à son point d'ébullition (101°), une modification de la caséine.. Cette modification porte sur l'état de division du caillot lui-même et sur son état moléculaire. Il est probable que tels sont les motifs qui, toutes choses égales d'ailleurs, rendent le lait de vache stérilisé plus facile à digérer. »

LE LAIT CRU OU LAIT VIVANT

Malgré cette dernière remarque et les nombreux succès obtenus dans l'allaitement artificiel avec le lait stérilisé, on a accusé ce dernier de provoquer des accidents et d'être d'une digestion pénible. Le chauffage du lait à 100°, a-t-on dit, modifie la composition du lait, altère la caséine, et surtout détruit des principes, des diastases ou ferments solubles qui aident à la digestion et à l'assimilation du lait. C'est ainsi que Béchamp démontra l'existence dans le lait de femme d'une diastase, à laquelle il donna le nom de galacto-zymase, capable de transformer l'amidon en sucre et qui manque aux laits de vache et d'ânesse. Marfan et Gillet ont trouvé un ferment appartenant au groupe des oxydases, très actif dans le lait de vache ; les mêmes auteurs ont isolé du lait de femme une lipase, ferment saponifiant très actif qui dédouble les graisses neutres en acides gras et en glycérine. Nobécourt et Mercklen ont découvert dans le lait de femme un ferment hydratant qui dédouble le salol en acide phénique et en acide salicylique. C'est pourquoi la pasteurisation a été recommandée, car elle respecte les diastases. Même avec ce procédé on ne conserve pas au lait toutes ses propriétés. Aussi certains auteurs préconisent-ils le lait cru ou lait vivant donné tel qu'il sort du pis de la vache, sans subir d'autre chauffage que celui d'une plongée dans l'eau chaude au moment d'être servi à l'enfant. J'ai indiqué plus haut la difficulté sinon l'impossibilité de recueillir aseptiquement le lait de vache lequel, soit au moment de la traite, soit au moment du transport dans les bidons non stériles, est exposé à de nombreuses et presque inévitables souillures.

L'alimentation avec le lait cru est donc peu pratique.

On pourrait au besoin l'utiliser à la campagne, en prenant certaines précautions, par exemple le savonnage à l'eau stérile des mamelles et des pis de la vache, l'asepsie rigoureuse des mains du trayeur, des vases stériles pour recevoir le lait, enfin et surtout la consommation immédiatement après la traite. Cela suppose un ensemble de règles dont on ne trouve jamais l'application dans les vacheries industrielles, et en outre la possession chez soi de l'animal producteur du lait que l'on trayerait autant de fois par jour que l'enfant pendrait de repas.

Néanmoins, il y a dans le commerce du lait recueilli aussi aseptiquement que possible et pouvant être conservé pendant deux ou trois jours au maximum. Ce lait est vendu nécessairement très cher et ne convient pas pour cette raison à toutes les bourses.

Les résultats obtenus avec le lait cru ne sont pas supérieurs à ceux que donne le lait stérilisé ou bouilli. Variot l'a nettement démontré.

L'emploi du lait cru doit être réservé dans certains cas, c'est autant un médicament qu'un aliment. A la suite d'une crise grave d'entérite, si l'enfant digère avec beaucoup de peine le lait stérilisé, ou si la reprise normale de l'alimentation se fait avec une certaine difficulté, on peut essayer pendant quelques jours le lait cru dont on diminue la dose progressivement jusqu'à ce que le nourrisson supporte la nourriture qu'il prenait avant la crise de gastro-entérite.

PROCÉDÉS DE CORRECTION DU LAIT DE VACHE

On sait que ce qui rend indigeste le lait de vache c'est l'excès et la qualité de la caséine; c'est encore pour cette raison que pendant les premiers mois il est nécessaire de couper le lait avec de l'eau. Mais en allongeant ainsi le lait on dilue par là même les autres principes nutritifs qu'il renferme, le beurre et la lactose. Aussi a-t-on cherché à décaséiner le lait tout en lui laissant sa teneur en beurre et en lactose.

Procédé de Winter et Vigier. — J'emprunte à Marfan la description de ce procédé. On prend une certaine quantité de lait de vache aussitôt après la traite et on y dose sommairement la caséine. Je suppose que la proportion soit de 32 p. 100; il s'agit de la ramener à 16 p. 100, c'est-à-dire à la moitié, sans rien faire perdre au lait de ses autres principes; on divise la quantité totale de lait en deux parties égales : la première ne subit aucun traitement; la seconde est mise à reposer et quand la crème s'est suffisamment réunie à la surface, on la lui enlève et on la met dans la première. Dans ce qui reste de cette deuxième partie, on coagule la caséine avec la présure, on retire le caillot et le sérum est décanté dans la première moitié.

Le lait ainsi traité est distribué en bouteilles et aussitôt stérilisé à l'étuve à vapeur sous pression. On lui a donné le nom de « lait humanisé ».

Procédé de Gaertner. — On coupe le lait de manière à ramener la caséine au chiffre de 18 p. 100 environ. Le mélange est mis dans un appareil centrifuge spécial. A cet appareil est adapté un mécanisme à deux robinets dont l'un fait une prise vers le centre et donne du lait gras; l'autre fait une prise à la périphérie et donne du lait maigre. On ajoute après l'opération une certaine quantité de lactose. Le lait centrifugé est ensuite réparti en flacons et stérilisé. Gaertner lui donne le nom de lait gras; on l'appelle également lait maternel ou lait maternisé.

LAITS SOUMIS A DES DIGESTIONS ARTIFICIELLES

Backhaus préconise l'emploi d'un lait dans lequel la caséine a été soumise à une digestion artificielle.

Voici comment se prépare le lait de Backhaus : On centrifuge le lait que l'on sépare en lait gras et en lait maigre. Ce dernier est additionné de trypsine pancréatique et de présure et laissé à 35° pendant vingt-cinq minutes. Au bout de ce temps, la caséine est en partie coagulée et en partie transformée en propeptone. On passe au travers d'un fin tamis, qui retient les flocons de caséine coagulée. Il reste dans le liquide filtré environ 18 p. 100 de la caséine. On ajoute une certaine quantité de crème et de lactose, de façon que le liquide renferme 35 grammes par litre de beurre et 10 à 20 grammes de lactose. On stérilise à 105° après avoir réparti en petits flacons.

Budin et Michel ont fabriqué un lait se rapprochant du lait de Backhaus; leur procédé de préparation repose sur le même principe, la digestion préalable de la caséine par le suc pancréatique obtenu en faisant macérer du pancréas de veau frais dans de l'eau.

Ces différents laits sont en général bien supportés par les enfants et peuvent rendre des services dans les cas où la digestion du lait ordinaire est difficile et à la suite de troubles gastro-intestinaux. Les selles des nourrissons alimentés avec ces laits corrigés se rapprochent de celles des enfants nourris au sein.

A part le lait humanisé de Winter-Vigier, tous les autres laits corrigés doivent être consommés dans les vingt-quatre heures ou au plus tard dans les trois jours qui suivent leur préparation. Cet inconvénient, ajouté à celui de la difficulté de leur fabrication et de leur cherté, les rend impropres à l'alimentation normale d'un enfant. Le lait de vache pur ou coupé dans les premiers mois, bien stérilisé, est encore le meilleur aliment pour les nourrissons, parce qu'il est celui que l'on peut mettre à la portée de toutes les bourses. Il ne réclame pour sa préparation que l'intervention d'une personne soigneuse dont l'éducation peut se faire aisément par le médecin.

Lait condensé. — Je dois pourtant faire une place à part au lait condensé dont l'emploi tend à se répandre et qui donne parfois d'excellents résultats. On sait que le lait concentré s'obtient en faisant évaporer l'eau par la chaleur et par le vide et en ajoutant une grande quantité de sucre de canne. Il est vendu en boîtes métalliques fermées par soudure et se présente sous l'aspect d'une pâte blanche, de consistance molle, privée de tout germe par la stérilisation.

En se soumettant aux instructions imprimées sur la bande de papier qui entoure la boîte, on arrive après quelques tâtonnements à préparer un lait que l'enfant prend avec plaisir et digère facilement. L'eau qui sert à la dilution du lait doit être nécessairement bouillie. L'avantage du lait condensé est sa composition toujours identique; on peut en outre préparer le biberon au moment du besoin, ce qui éloigne les chances d'infection. Le lait condensé se conserve même lorsque la boîte reste ouverte. Le défaut de beaucoup de personnes et la cause d'échec de son emploi proviennent de la tendance à le diluer dans une trop petite quantité d'eau; on obtient alors un lait trop riche qui entraîne des indigestions et bientôt de la diarrhée.

Il est d'un usage courant dans les colonies et se fabrique en Suisse.

Voici comment on procède pour la préparation d'un biberon au lait condensé.

On dépose dans un bol, préalablement stérilisé par un séjour dans l'eau bouillante, avec une cuiller trempée dans l'eau bouillante, la quantité de lait condensé nécessaire. Puis on ajoute l'eau bouillie; on mélange le tout que l'on verse dans un biberon stérilisé lui aussi à l'eau bouillante, et on le donne immédiatement à l'enfant.

Les selles du nourrisson élevé au lait condensé sont moins compactes, plus jaunes et moins odorantes que celles fournies par la digestion du lait de vache ordinaire, à condition, naturellement, que les biberons soient préparés avec le plus grand soin, de façon à éviter toute infection venant des manipulations.

LAIT HOMOGÉNÉISÉ OU FIXÉ

L'homogénéisation du lait est une opération purement physique : elle a pour but d'amener les globules de graisse dans un tel état de finesse que les particules de beurre extrêmement petites ne peuvent plus se rassembler. On obtient ainsi un liquide dans lequel la montée et la séparation de la crème ne se font plus, *même* au bout de plusieurs mois de repos. L'écrémage d'un tel lait n'est plus possible, avec une écrémeuse puissante. L'examen au microscope montre la ténuité extrême des globules de beurre.

Ce lait homogénéisé est d'une digestibilité plus grande que le lait ordinaire. Sous l'influence d'une digestion artificielle par l'acide chlorhydrique et la présure, on constate que le coagulum formé est léger, poreux, friable, et par suite facilement attaqué par les sucs digestifs.

De fait, les selles d'un enfant élevé au lait homogénéisé se rapprochent, au point de vue aspect extérieur, consistance, coloration, odeur, de celles d'un enfant élevé au sein. Il semble donc que l'assimilation et l'utilisation des matériaux nutritifs sont facilitées.

Le lait homogénéisé et stérilisé présente de réels avantages et mérite d'être employé dans tous les cas où l'alimentation avec le lait de vache ordinaire est mal supportée, ou pendant la convalescence des gastro-entérites, avant la reprise progressive de l'alimentation ordinaire.

Dans l'allaitement mixte, il est à conseiller à cause de l'identité de coagulation avec le lait de femme.

De nombreux cliniciens ont obtenu par son emploi d'excellents résultats. Pour ma part, je possède plusieurs observations où il fit merveille.

On le donne pur ou coupé suivant l'âge de l'enfant, mais en quantité un peu moindre que celle du lait de vache ordinaire à cause de sa richesse et parce qu'il est plus assimilable.

On le trouve dans le commerce sous le nom de Lait Lepelletier, vendu en flacon de 125, 250, 500 et 1.000 centimètres cubes.

LAIT OXYGÉNÉ

Les reproches qu'on a adressés à la chaleur comme moyen de stérilisation du lait (destruction des ferments solubles, appauvrissement en sels de chaux, digestibilité plus difficile) sont loin d'être fondés. Mais il faut reconnaître que le lait stérilisé par les procédés ordinaires ne convient pas à tous les enfants. Deux médecins allemands, Romer et Hans Much ont préconisé un procédé de stérilisation par l'eau oxygénée.

Ils se sont servi pour leurs expériences du perhydrol de Merck (solution à 30 p. 100) : comme cette substance communique au lait un mauvais goût, ils ont remédié à cet inconvénient en décomposant le perhydrol par une catalase qu'ils appellent Hepin.

Voici l'exposé du procédé :

Dans une bouteille en verre rouge ou vert, préalablement stérilisée, on verse 1 gramme d'eau oxygénée pure, soit 3^{cmc}, 3 de perhydrol, et on fait traire directement dans cette bouteille, afin que le lait se trouve tout de suite en contact avec la substance stérilisatrice. On prend la précaution de rejeter les premiers jets de chaque trayon, qui contiennent toujours de très nombreuses bactéries.

On laisse le lait en contact avec le perhydrol pendant dix-huit heures, ou plus si l'on veut, et on chauffe ensuite pendant une heure à 50° pour tuer les bacilles de Koch qui pourraient s'y trouver : on laisse refroidir doucement pendant une demi-heure et on ajoute ensuite l'Herpin (deux gouttes) pour décomposer le perhydrol ; on remue pendant dix minutes et l'opération est terminée ; il ne reste qu'à boucher d'une façon aseptique et le lait se conserve indéfiniment.

Ce lait ainsi préparé — Perhydrase Milch — conserve toutes les propriétés biologiques du lait cru.

La coloration du verre de la bouteille a une grande importance. Romer et Hans Much ont démontré, en effet, que la simple exposition du lait aux rayons directs du soleil ou même à la lumière diffuse intense modifiait sa composition.

LAIT GLUCOSÉ

D'après les analyses des matières fécales de certains enfants dyspeptiques, analyses faites avec le procédé préconisé par Gaultier, Barbier a constaté que la graisse du lait était mal digérée et mal assimilée. On retrouve, en effet, dans les fèces de 20 à 40 p. 100 de la graisse ingérée. L'auteur en conclut que chez de pareils enfants il y a avantage à diminuer dans de fortes proportions la quantité de lait. Il se contente de donner à des enfants de trois à six mois 200 ou 300 grammes de lait par vingt-quatre heures, mais il y ajoute 50 à 60 grammes de glucose, lequel n'a pas besoin de subir l'inversion avant d'être assimilé comme le saccharose ou le lactose.

Sans pouvoir généraliser cette méthode dans tous les cas de dyspepsie, il est certain que le lait glucosé rend de réels services et que des enfants ont recouvré grâce à lui le poids normal. Le lait glucosé a pu être continué pendant plusieurs mois sans inconvénient.

Le glucose a un pouvoir calorimétrique considérable, puisqu'un gramme de ce sucre dégage 4 calories.

La dose que recommande Barbier fournit donc 200 à 240 calories en utilisant à la place du lait complet une substance qui ne semble pas en présenter les inconvénients.

Le glucose sera dissous dans 60 à 70 grammes d'eau et on répartit en 7 prises que l'on mélange au lait.

LAIT PHOSPHATÉ

Le lait de vache de bonne qualité doit contenir par litre 3 à 4 grammes de phosphate de chaux, produit indispensable à la croissance normale du squelette. Mais il ne faudrait pas croire que le fait de donner aux vaches des phosphates minéraux enrichit leur lait; seuls les phosphates préalablement assimilés par les plantes se retrouvent dans le lait. Le moyen de rendre un lait riche en phosphates est donc de fumer les prairies artificielles ou naturelles avec des phosphates ou des superphosphates. Les herbages provenant d'une pareille culture renferment une quantité considérable de phosphates de chaux dont la presque totalité est assimilée et passe dans le lait.

C'est ainsi que l'on peut obtenir des laits phosphatés qui conviennent aux enfants chétifs, anémiques et rachitiques.

MODE D'ADMINISTRATION DU BIBERON

Nous savons maintenant la quantité de lait à donner

à l'enfant élevé à l'allaitement artificiel, ainsi que la manière de préparer les biberons; il nous reste à dire quelques mots sur la façon de présenter le biberon.

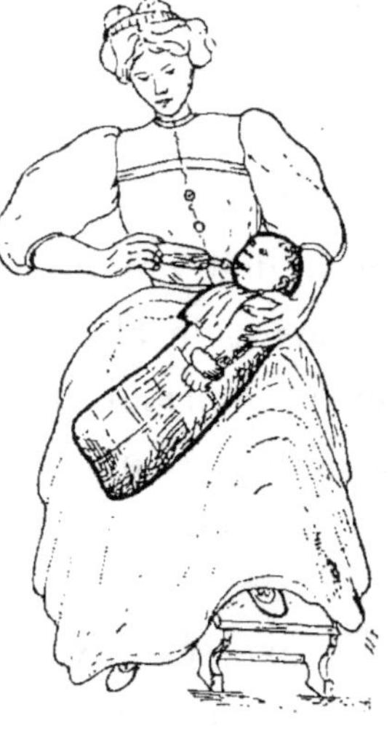

Fig. 12.

Lorsque l'heure du repas est arrivée, on assied l'enfant sur les genoux en veillant à ce que le corps soit presque droit, la tête relevée; la main gauche embrasse la nuque et la tête, la main droite tient le biberon assez fortement penché vers la tétine; l'air est alors refoulé au fond du biberon et l'enfant n'est pas exposé à téter de l'air au lieu de lait (fig. 12). On peut encore maintenir l'enfant debout entre les genoux.

La tétée doit se faire lentement et durer au moins quinze minutes; au besoin même, si l'enfant est trop glouton, on lui retire la tétine de la bouche à plusieurs reprises. Le biberon terminé, l'enfant est conservé quelques minutes dans les bras, puis remis dans son berceau ou installé dans sa chaise suivant son âge.

Malgré toutes les précautions et les soins dont on entoure l'enfant nourri au biberon, il faut bien se rappeler que son état général est loin d'être aussi bon que celui du nourrisson élevé au sein. Certes il peut être gros, avec une figure bien rosée et des yeux vivants, mais sa chair est la plupart du temps flasque et molle, c'est un embonpoint factice. Son poids est en général, sauf de rares exceptions, inférieur à la normale, et, à la moindre indigestion caractérisée par une selle diarrhéique et verdâtre, il perd en quelques heures plusieurs centaines de grammes. Les fortes chaleurs, un temps orageux, troublent sa nutrition et favorisent, malgré la stérilisation rigoureuse du lait, la gastro-entérite avec ses conséquences graves. La diarrhée verte s'installe-t-elle, il faut mettre l'enfant à la diète pendant vingt-quatre heures, quelquefois davantage, le nourrir à l'eau bouillie et ne reprendre qu'avec une grande prudence son alimentation ordinaire. Son accroissement en poids, au lieu d'être régulier, progressif, procède par bonds, après être resté stationnaire, ou même après avoir diminué, sans que l'on puisse attribuer à une alimentation insuffisante ce ralentissement dans le développement de l'enfant. Cela peut tenir à la composition du lait qui varie suivant la nourriture de la vache. Au changement des saisons, lorsque les bêtes passent de l'étable à la prairie et mangent des herbages frais au lieu d'herbages conservés, un grand nombre d'enfants présentent de la diarrhée. Il en est de même lorsque les animaux sont nourris en automne et en hiver avec des pulpes de betteraves plus ou moins vieilles provenant des distilleries et des fabriques de sucre.

On peut dire que les beaux enfants doués d'une santé robuste constituent la règle lorsqu'ils sont nourris au sein et l'exception lorsqu'ils ont reçu le biberon.

CHAPITRE IV

ALLAITEMENT MIXTE

C'est le mode d'alimentation qui consiste à donner le sein et le biberon. Il est excellent à condition que l'allaitement naturel reste plus abondant que l'allaitement artificiel, autrement dit que les tétées au sein soient plus nombreuses que celles au biberon. Bien réglé, il est supérieur au biberon et il vaut mieux qu'un allaitement au sein insuffisant. Si l'allaitement naturel exclusif ne peut pas toujours être pratiqué, au moins l'allaitement mixte devrait-il être la règle adoptée par toutes les mères.

Quand faut-il y avoir recours?

Chez certaines femmes, la montée laiteuse, au lieu de se faire vers le troisième jour après la naissance de l'enfant, tarde à se manifester; en attendant que le nourrisson trouve dans le sein de sa mère une quantité de lait suffisante, on peut donner provisoirement du lait de vache.

De même, lorsqu'au cours de l'allaitement au

sein, la mère, faute de précautions et de soins de propreté, souffre de crevasses ou de gerçures du mamelon, on peut, pour en activer la cicatrisation, supprimer une tétée sur deux et la remplacer par un biberon. Mais il faut bien se garder de ne pas supprimer les tétées au sein, car la sécrétion lactée, entretenue par la succion de l'enfant, ne tarderait pas à se tarir.

Il est des femmes chez lesquelles la sécrétion lactée reste inférieure à la normale, malgré tous leurs efforts; l'allaitement mixte leur sera d'un grand secours, car il permettra de donner à l'enfant une certaine quantité du lait de sa mère qui facilitera la digestion du lait de vache.

Enfin, si, au cours de l'allaitement, une cause fortuite, maladie aiguë de courte durée par exemple, diminue la sécrétion lactée, on donne, en attendant la guérison, un ou deux biberons dont l'appoint est suffisant pour nourrir le bébé.

C'est l'allaitement mixte qui devrait être la nourriture de choix pour l'enfant des femmes qui travaillent dans les usines, les filatures et en général dans tous les établissements industriels.

Avant de partir au travail, à l'heure du repas du milieu de la journée et le soir en rentrant chez elle, l'ouvrière peut et doit donner le sein à son enfant. Quelques biberons dans l'intervalle complètent l'alimentation du nourrisson.

Le rôle du médecin dans la direction de l'allaitement mixte est considérable, car beaucoup de mères se figurent facilement que leur lait n'est pas assez abondant et augmentent d'elles-mêmes le nombre de biberons. Il ne faut pas que l'allaitement mixte devienne un allaitement artificiel déguisé. C'est au médecin que revient le devoir d'empêcher la mère de tomber dans ce grave défaut. Il faut lui conseiller de peser son enfant; si le poids de ce dernier augmente régulièrement, c'est la preuve indiscutable qu'il reçoit une alimentation suffisante.

Dans l'allaitement mixte, la mère donnera les deux seins successivement, de façon à les vider complètement à chaque tétée.

Le lait que prend l'enfant au sein de sa mère lui permet de digérer le lait de vache pur, sans coupage, même dans les premiers mois.

On a remarqué qu'une quantité de lait de vache, inférieure à la dose que doit absorber un enfant élevé au biberon, suffit amplement à assurer la croissance régulière du nourrisson qui reçoit de sa mère le complément de son alimentation.

L'allaitement mixte est d'un secours inappréciable dans le cas où le nourrisson a de la diarrhée due au lait de vache. Pour guérir cette gastro-entérite, il suffira de supprimer totalement le biberon et de ne donner que le sein. Sans l'aide d'aucun autre médicament, la diarrhée cessera rapidement, elle ne prendra que très rarement un caractère de gravité.

Au bout de quelques jours, on rendra progressivement et lentement le lait de vache.

Le nombre des tétées est le même dans l'allaitement mixte que dans l'allaitement artificiel, soit 7 tétées par vingt-quatre heures jusqu'au cinquième mois, puis 6 du sixième au douzième mois; on peut cependant en donner 8 puis 7, si le sein de la mère est réellement insuffisant ; la balance vous renseignera sur ce point. Les tétées doivent être espacées de trois heures en trois heures; autant que possible, il faut alterner le sein et le biberon et ne pas donner deux biberons à la suite. Ceux-ci seront d'une dizaine de grammes inférieurs à ceux que réclame l'enfant élevé à l'allaitement artificiel.

La dose de lait de vache ne sera augmentée que si le poids de l'enfant reste stationnaire pendant plusieurs jours ou même diminue.

Par tout ce qui vient d'être dit, on voit combien sont grands les services rendus par l'allaitement mixte qui mérite d'être prolongé jusqu'à la fin de la première année. Il est important de rappeler qu'il ne doit pas être un prétexte de sevrage précoce et que la quantité du lait maternel doit s'efforcer de rester supérieure à celle du lait de vache.

CHAPITRE V

LE SEVRAGE

Le sevrage est le fait de séparer l'enfant du sein de sa mère ou de sa nourrice. Il n'y a donc de sevrage que pour les enfants élevés à l'allaitement naturel ou mixte.

Pour sevrer l'enfant, on remplace le lait de femme par du lait d'animal, le plus souvent le lait de vache, ou par des substances alimentaires très faciles à digérer.

La période du sevrage mérite particulièrement d'être surveillée par les mamans, elle peut être traversée par des incidents qui troublent sérieusement la croissance de l'enfant. Il faut avant tout éviter la suralimentation, et veiller à la nature, à la qualité et à la quantité des aliments nouveaux que l'on donne à l'enfant.

Si l'on veut bien se rappeler que le nourrisson n'augmente que de 2 kilogrammes en moyenne entre la première et la deuxième année, alors que dans le courant de ses 12 premiers mois il s'était accru de 9 à 10 kilogrammes, on en conclura que l'alimentation, ration d'entretien et ration d'accroissement, n'aura pas besoin d'être considérablement augmentée. Beaucoup de mères de famille ont le grand tort de gaver les enfants après le sevrage. Elles les exposent à des troubles gastro-intestinaux différents de la gastro-entérite des jeunes enfants, mais qui n'en sont pas moins graves à cause du retentissement sur la nutrition.

Certaines formes d'anémie, l'entéro-colite muco-membraneuse, le rachitisme, reconnaissent souvent pour cause unique des écarts de régime au cours du sevrage et pendant les mois qui le suivent.

On rencontre fréquemment des enfants dont la croissance a été régulière, dont la santé a été florissante pendant tout le temps qu'ils ont été nourris au sein et qui maigrissent, se cachectisent et deviennent sérieusement malades une fois qu'ils sont sevrés.

A moins d'un cas de force majeure, il ne faut jamais sevrer un enfant pendant les mois chauds de l'année, juillet, août, septembre. C'est l'exposer à la gastro-entérite et lui enlever la possibilité de se rétablir rapidement que de le soumettre à une nouvelle alimentation dont il n'a pas l'habitude et qu'il digérera plus difficilement.

A quel âge faut-il sevrer un nourrisson ?

Lorsque la mère assure à elle seule l'alimentation

de son enfant, on peut, à partir du neuvième mois, la soulager en donnant un ou deux biberons dans la journée, ou encore, comme nous le verrons plus loin, remplacer une tétée par une soupe liquide faite avec une farine simple.

Mieux vaut pour une bonne nourrice prolonger l'allaitement au sein jusqu'au douzième mois et même le quinzième ; l'enfant n'en sera que plus vigoureux, puisqu'il aura conservé un bon estomac et un bon intestin indispensables à son développement. Si le nourrisson présente une courbe de poids normale et régulière, on peut sans crainte lui laisser le sein, quitte à s'aider par l'adjonction d'un aliment supplémentaire.

Le sevrage peut être brusque ou progressif.

Dans le sevrage brusque on supprime tout d'un coup le sein. C'est un procédé qui n'est pas à conseiller lorsqu'on peut l'éviter. Pendant les premiers jours qui suivent le sevrage, l'enfant refuse en général toute nourriture, il maigrit fortement ; peu à peu il se décide à manger ce qu'on lui présente et l'on comprend facilement que le changement brusque d'alimentation est d'autant plus dangereux que l'enfant est plus jeune. Le sevrage brusque ne doit être employé que dans le cas où la mère contracte une maladie infectieuse transmissible à son enfant ou lorsque, pour une raison quelconque, on se trouve dans la nécessité de se débarrasser d'une nourrice mercenaire ; cette dernière raison se rencontre très souvent dans les familles.

Le sevrage progressif est le procédé de choix. Lorsqu'on est forcé d'y avoir recours avant l'âge de neuf mois, on tombe dans l'allaitement mixte dont j'ai parlé, je n'y reviendrai plus ici. Dans l'espace d'un mois, davantage si possible, on arrive à substituer peu à peu le lait de vache au lait de femme et l'alimentation de l'enfant devient alors celle d'un nourrisson élevé artificiellement.

Lorsque le bébé a atteint ou dépassé l'âge de neuf mois, on peut, et il est même préférable, de remplacer un ou deux biberons par une soupe légère très liquide faite avec une farine simple.

On sait qu'à partir du neuvième mois le nombre des repas de l'enfant n'est plus que de six par jour ; ils seront composés pendant la période de sevrage de la façon suivante : diminution progressive du nombre des tétées au sein, remplacement par 4 biberons de lait pur et par 2 soupes aux farines, une cuillerée à café de farine pour 175 grammes de liquide, dont 125 grammes de lait et 50 grammes d'eau sucrée.

Du neuvième au douzième mois, le nombre des repas restera le même ; la quantité de lait augmentera progressivement et lentement jusqu'à atteindre 200 grammes par biberon à la fin du douzième mois; la dose de farine par soupe sera portée à 2 cuillerées à café au dixième mois, 3 au onzième mois et à une cuillerée à soupe au douzième.

Une cuillerée à café de farine pèse environ 5 grammes et une cuillerée à soupe 20 grammes.

Si on fait bouillir 100 grammes de lait avec 10 grammes de farine, on obtient une soupe dont la valeur nutritive correspond à 150 grammes de lait.

Avec 200 grammes de lait et une cuillerée à soupe de farine, on donne un repas équivalent à 300 grammes de lait. Cette quantité de lait est trop considérable; aussi vaut-il mieux préparer la soupe en faisant un mélange d'une partie d'eau et 2 parties de lait.

Lorsque le sevrage est progressif et conduit assez lentement, la sécrétion lactée se tarit d'elle-même, il n'y a aucun soin particulier à recommander à la nourrice pour faire passer le lait.

Dans le sevrage brusque, il faut intervenir suivant les conseils que j'ai indiqués précédemment.

Il ne faut pas oublier que l'on peut rencontrer des enfants dont le sevrage est difficile à cause de leur refus de toute alimentation autre que le sein. L'éloignement passager de la mère ou de la nourrice, le badigeonnage du mamelon avec une substance amère, aloès ou gentiane, seront des moyens auxquels on se verra parfois obligé d'avoir recours.

CHAPITRE VI

ALIMENTATION DE L'ENFANT
APRÈS LA PREMIÈRE ANNÉE

Nous supposons l'enfant sevré complètement à un an, voyons quelle alimentation il faudra lui donner pendant la seconde année.

Au delà du douzième mois, la soupe devient une bouillie, c'est-à-dire qu'elle est plus épaisse, à cause de la plus grande quantité de farine employée à sa préparation ; aussi le nombre des repas est-il réduit à cinq.

De même le biberon doit être abandonné, l'enfant boit au verre et mange à la cuiller.

Les repas seront répartis de la façon suivante :

6 heures matin.	200 grammes de lait sucré.
9 —	200 — —
12 —	bouillie. Une forte cuillerée à soupe de farine pour 150 grammes de lait et 50 grammes d'eau sucrée.
4 heures.	200 grammes de lait sucré.
7 —	bouillie comme celle de midi.

Entre chaque prise de lait on laissera un intervalle de 3 heures, et de 4 heures après la bouillie.

Les enfants digérant bien, ayant un gros appétit et des selles normales, on peut ajouter vers le quinzième mois au lait de 9 heures, et plus tard à celui de 4 heures, une biscotte légère ou un petit gâteau sec.

L'alimentation restera la même jusqu'au dix-huitième mois.

A partir de cet âge, jusqu'à deux ans, les repas, devenant plus substantiels, seront réduits à quatre et composés de la façon suivante :

Entre 7 et 8 heures du matin, une bouillie, 2 cuillerées à soupe de farine avec 175 grammes de lait et 50 grammes d'eau sucrée.

Vers midi, purée de pommes de terre, de pois, de lentilles, de fèves, de haricots, de châtaignes, riz au lait, avec un morceau de pain ou mieux une biscotte, en boisson de l'eau bouillie.

A 4 heures, 200 grammes de lait et une ou deux biscottes.

A 7 heures du soir, une bouillie semblable à celle du matin.

Au début de la deuxième année, on peut donner un œuf au repas de midi ou au repas du soir. Il sera légèrement cuit et donné à la cuiller avec un peu de pain beurré.

On s'étonnera peut-être de ne pas voir figurer l'œuf dans les menus de l'enfant avant l'âge de deux ans. Je lui reconnais cependant une valeur nutritive considérable, mais non une digestibilité parfaite par la grosse majorité des enfants. J'ai remarqué très souvent que l'œuf donné trop tôt, vers le douzième ou quinzième mois, amenait des selles fétides, mal liées et préparait la voie aux entérites chroniques.

J'ai pu constater sur de nombreux enfants que l'alimentation proposée plus haut, bien que paraissant moins abondante que celle conseillée ordinairement, était largement suffisante, et c'est pourquoi je recule jusqu'au vingt-quatrième mois le moment d'ajouter un œuf. Cette règle souffre une exception : c'est le cas où l'enfant refuse systématiquement les bouillies, même lorsqu'on a changé la qualité et la nature des farines employées, ou lorsque, vers l'âge de vingt mois, son développement semble se ralentir. On pourra alors diminuer d'une cinquantaine de grammes la quantité de lait qui entre dans la confection d'une bouillie, la remplacer par une dose équivalente d'eau et y ajouter un jaune d'œuf par jour.

A l'âge de deux ans, les repas resteront au nombre de quatre par vingt-quatre heures et seront répartis de la façon suivante :

Vers 7 heures du matin, une bouillie, 200 grammes de lait, 50 grammes d'eau, 2 cuillerées à soupe de farine.

Vers midi, purée de légumes, puis, comme dessert, marmelade de fruits cuits, pruneaux, pommes, abricots, poires, fromage Gervais dit petit suisse servi avec du sucre, 1 ou 2 biscottes, eau bouillie en boisson.

Vers 4 heures, 200 grammes de lait, 2 biscottes.

Vers 7 heures du soir, un œuf avec du pain beurré, lait bouilli en boisson. Si ce repas est jugé insuffisant, on peut le compléter par une assiette de bouillie ou mieux mêler l'œuf entier dans la bouillie.

On peut aussi alterner la purée de midi avec 1 ou 2 sardines, des filets de thon, un peu de cervelle de mouton cuite au blanc.

La viande même blanche ne sera pas donnée avant trois ans. Elle sera coupée en menus morceaux ou mieux broyée au masticateur.

Dans le courant de la seconde année, on peut arroser la purée de légumes avec du jus de viande, de la sauce. Un excellent fruit cru pour l'enfant à partir de deux ans et demi est la banane prise vers 4 heures du soir avec un peu de lait ou d'eau bouillie. Elle sera coupée en fines tranches.

Ce qu'il faut éviter avec le plus grand soin après le sevrage, entre la première et la seconde année, c'est la suralimentation et surtout la suralimentation lactée. Au fur et à mesure que l'enfant avance en âge, la quantité de lait doit être diminuée et en aucun cas elle ne doit dépasser la dose d'un litre par jour, dose déjà trop considérable lorsque l'enfant vers l'âge de dix-huit mois commence à manger des purées de légumes.

L'abus du lait conduit à la dyspepsie, à la chlorose, à l'entéro-colite muco-membraneuse avec constipation et au rachitisme.

Guinon a insisté sur ces faits. « Plusieurs générations de médecins, écrit-il, ont été élevés dans un tel culte de la cure par le lait, que beaucoup le considèrent comme l'aliment de choix, pour ne pas dire le seul aliment qui convienne à tous les malades, dans toutes les maladies ; partout et toujours à tout âge. Chez l'adulte, la chose a moins d'importance parce qu'il sait se défendre et protester et que le médecin tient compte de ses protestations. Chez l'enfant, malheureusement, la conviction médicale, la confiance maternelle et l'impuissance du petit malade à lutter contre ces autorités convergentes, entraînent des troubles qui parfois deviennent des désastres. »

Pour éviter ces accidents, il ne faut jamais préparer les soupes ou les bouillies avec du lait pur, mais plutôt avec du lait coupé et même, dans certains cas, avec de l'eau sans y ajouter du lait. On pourra remarquer que je fais une grande part au sucre dans l'alimentation de l'enfant et que je recommande d'en ajouter aux bouillies et au lait. Un gramme de sucre en brûlant donne 5 calories et demie : si donc on dissout 5 grammes de sucre par 100 grammes de liquide employé (lait ou eau), et c'est la dose minima, on fournira à l'enfant, grâce à un aliment très facilement accepté et digéré, une quantité considérable de calories.

Toutes les farines ne conviennent pas indistinctement à l'enfant, il est bon de faire une sélection et un choix suivant l'âge.

Il importe que le praticien connaisse approximativement la composition et la valeur nutritive des produits qu'il prescrit.

Voici, d'après Koenig et pour 100 grammes, la composition moyenne des principales graines avec lesquelles on prépare les farines alimentaires :

	Blé.	Orge.	Seigle.	Avoine.	Riz.	Maïs.
Eau	13,65	13,77	15,06	12,38	13,11	13,12
Matières azotées . .	12,35	11,14	11,52	10,41	7,85	9,85
— grasses . .	1,75	2,16	1,79	5,23	0,88	4,62
— sucrées . .	1,45	1,56	0,95	1,91		2,46
Amidon.	64.08	64,67	62,00	54,08	76,52	62,57
Gomme et dextrine.	2.38	1,70	4,86	1.79		3,28
Cellulose.	2.53	5.31	2,01	11.19	0,73	2,49
Sels minéraux . . .	1.81	2.69	1,81	3,02	1,01	1,51

La composition des farines est assez voisine de celle des graines correspondantes, excepté cependant pour la farine de blé en raison de la quantité relativement grande des issues que fournit la préparation.

Une farine de blé de bonne qualité contient en moyenne :

Eau . . . . 13,14 p. 100
Matières azotées 10,18   —
    —   grasses . . . . 0,94 à 1.36 p. 100
Amidon . . . . 74,75 p. 100
Sels minéraux . . . . 0,48 à 0,96 p. 100

Parmi les farines simples, il faut encore citer l'arrow-root dont la composition se rapproche de celle du riz.

Enfin on trouve dans le commerce une quantité de farines composées, toutes vantées par l'inventeur. J'en citerai quelques-unes parmi les plus souvent employées.

La phosphatine Falières est un mélange à parties égales d'arrow-root, de riz, tapioca, fécule de pommes de terre auquel on a ajouté du cacao et du phosphate bicalcique de chaux (20 centigrammes par cuillerée à soupe).

Le racahout des Arabes, ou racahout Dalangrenier, qui renferme de la fécule de pommes de terre, de la farine de riz, du cacao, du sucre et de la vanille.

La céréaline est un composé de farines (avoine surtout) finement pulvérisées, préparées avec les grains entiers et non décortiquées.

La farine lactée obtenue par concentration du lait dans le vide et addition de pain grillé.

D'après Comby, sa composition est la suivante :

Substances amylacées.   79,01
    —   albuminoïdes   9,85
    —   grasses   3,67
Sels minéraux.   2,17
Eau.   5,30

L'aliment Benedictus qui est un mélange de plusieurs farines (froment, avoine, maïs, orge, riz, banane, lin); on le trouve dans le commerce, cacaoté ou non.

La nutrilactine qui tient le milieu entre la phosphatine et la farine lactée.

Le quaker-oats, composé de grains d'orge entiers, écrasés.

Les produits Favrichon, ceux de Heudebert, farine essentielle, aliment essentiel…, etc…, sont de très bonnes préparations.

Enfin je citerai, pour en finir avec les produits spécialisés, les farines maltées de la Société d'alimentation diététique. Elles donnent des mets d'une saveur très douce et d'une digestion très facile à cause du maltage.

L'aristose (farine maltée à base de blé et d'avoine) représente un excellent aliment.

Cette même Société livre également au commerce des farines simples maltées, arrow-root, avenose, manihose, féculose, rizine, crème de blé total, sagose, zéose (crème de maïs), castanose (crème de chataignes), gramenose (blé total, avoine, maïs et orge).

Reste maintenant à indiquer la gamme des farines suivant l'âge.

Les premières soupes seront faites avec la crème de riz, la crème d'orge, la farine de blé, l'aristose, l'arrow-root. A partir d'un an, les différenciations s'effacent et on peut donner n'importe quelle farine.

Toutefois il est bon de se rappeler que quelques-unes d'entre elles, comme la farine d'avoine, et les produits alimentaires qui la renferment, conviennent tout particulièrement aux enfants constipés. Si l'enfant semble refuser les bouillies, on pourra les cuire avec une petite cuillerée à café de cacao qui leur donnera un goût de chocolat très agréable.

Pour ce qui est des purées, elles seront préparées avec le légume entier, ou mieux encore avec le légume décortiqué, c'est-à-dire privé de la cuticule d'enveloppe.

A côté des soupes préparées avec les farines simples ou composés, il faut citer celles faites avec du pain, ce sont les panades. La panade est un mélange de pain, de beurre, de sel et de sucre, le tout bouilli dans de l'eau. Au lieu de pain on peut se servir de biscotte qui est du pain grillé et torréfié, ou encore d'un gâteau sec anglais, le break fast. Pour terminer ce qui a trait à l'alimentation de l'enfant depuis sa naissance jusqu'à l'âge de trois ans, je dois ajouter que les proportions conseillées sont des doses moyennes qui ne conviennent pas infailliblement à tous les enfants. Elles peuvent être insuffisantes pour certains, trop copieuses pour d'autres.

Pendant toute la période qui précède le sevrage, c'est la courbe de poids fournie par des pesées hebdomadaires qui doit servir de guide pour l'alimentation rationnelle. Le poids de l'enfant augmente-t-il régulièrement, la quantité de lait est suffisante ; au contraire, reste-t-il stationnaire ou diminue-t-il sans qu'aucune cause morbide ne soit intervenue, alors il faut augmenter la ration progressivement.

Après le sevrage, c'est-à-dire après l'âge d'un an, c'est encore la balance qui réglera l'abondance des repas ; mais, comme le poids ne varie guère que de 50 grammes environ par semaine, il faudra tenir compte de l'état général de l'enfant, de la fermeté de sa chair, du bon teint de sa figure, et de sa vigueur dans les cris, au cours de ses jeux et dans ses progrès à la marche.

Afin de fixer les idées, voici le tableau des poids, par années, depuis la naissance jusqu'à quinze ans.

			Accroissement annuel.
Poids initial. . .	3.000 grammes.		»
1 an.	9.000	—	6.000 grammes.
2 ans.	11.500	—	2.500 —

			Accroissemen annuel.	
3 ans	13.000 grammes.		1.500 grammes	
4 —	14.000	—	1.000	—
5 —	15.000	—	1.000	—
6 —	16.500	—	1.500	—
7 —	18.500	—	2.000	—
8 —	20.000	—	1.500	—
9 —	22.000	—	2.000	—
10 —	24.000	—	2.000	—
11 —	26.000	—	2.000	—
12 —	30.000	—	4.000	—
13 —	34.000	—	4.000	—
14 —	38.000	—	4.000	—
15 —	41.000	—	3.000	—

L'accroissement en longueur des enfants n'est pas aussi rigoureusement mesurable que l'accroissement en poids, mais l'approximation suffit. L'enfant normalement développé mesure à la naissance 50 centimètres en moyenne ; les filles mesureraient 1 à 2 centimètres de moins que les garçons.

Dans les premiers mois et dans les premières années de la vie, l'enfant croît rapidement en taille. Il gagne 4 centimètres le premier mois, puis 3, 2, 1 centimètres les mois suivants, il atteint ainsi un allongement de 20 centimètres pendant la première année. A cinq ans, il a doublé sa taille de naissance ; il l'a triplée à quinze ans.

Voici le tableau d'accroissement en centimètres des douze premiers mois :

Age.	Taille.	Accroissement mensuel.
0	0m.50	»

Age.	Taille.	Accroissement mensuel.
1 mois	0ᵐ,54	4 centimètres.
2 —	0ᵐ,57	3 —
3 —	0ᵐ,60	3 —
4 —	0ᵐ,62	2 —
5 —	0ᵐ,63	1 —
6 —	0ᵐ,64	1 —
7 —	0ᵐ,65	1 —
8 —	0ᵐ,66	1 —
9 —	0ᵐ,67	1 —
10 —	0ᵐ,68	1 —
11 —	0ᵐ,69	1 —
12 —	0ᵐ,70	1 —

Soit : **20** centimètres.

Nous avons maintenant, avant d'aborder l'étude de l'hygiène générale du nourrisson, à examiner deux chapitres connexes de ceux relatifs à l'alimentation, puisqu'ils en dépendent en grande partie, je veux dire la dentition et les premiers pas.

CHAPITRE VII

LA DENTITION

La période de la dentition a souvent été accusée de méfaits. Beaucoup de parents mettent sur le compte de l'éruption dentaire les convulsions, la diarrhée, les vomissements, les poussées eczémateuses que l'on peut constater chez les enfants arrivés à l'âge où les dents font leur apparition. C'est une erreur qu'il ne faut pas laisser subsister. Si on interroge avec soin les parents de tels enfants, on ne tarde pas à être convaincu que tous les accidents signalés plus haut ne sont que la manifestation de troubles gastro-intestinaux, résultats d'une suralimentation, provoquant des indigestions et des intoxications. La dentition est un acte physiologique normal qui s'effectue sans incidents chez les enfants bien nourris et correctement surveillés, mais qui prédispose à des accidents sérieux lorsqu'on entretient des écarts de régime. Prenez deux enfants du même âge, l'un élevé au sein, l'autre au biberon : le premier fera ses dents vers le sixième mois sans qu'on s'en aperçoive autrement que par une salivation abondante, quelques agacements dans les gencives qui rendent le bébé grognon et quelquefois, rarement, par une ou deux selles verdâtres sans diarrhée ; chez le second, au contraire, la première dent sortira vers le dixième mois et pendant les quelques semaines qui précèderont son éruption, il aura de la diarrhée, des vomissements ; si ces troubles gastro-intestinaux revêtent un certain caractère de gravité il présentera de la fièvre et peut-être des convulsions.

Cette différence s'explique par ce fait que le nourrisson élevé au sein prend un aliment de choix, qu'il digère facilement, et que celui élevé au biberon est victime de la cause la plus fortuite, la dentition en l'espèce, susceptible de provoquer une indigestion. Le retard dans la poussée dentaire est la conséquence d'une assimilation imparfaite des principes minéraux qui constituent la dent et que renferme le lait. Il faut donc ramener à une juste interprétation l'apparition des symptômes morbides au cours de la dentition, et n'y voir qu'une cause facilitant l'éclosion de ces accidents. Ils seront bénins, souvent même absents chez l'enfant bien nourri au sein de sa mère, ils pourront être assez sérieux et troubler la croissance de l'enfant mal nourri au biberon ou aux soupes indigestes.

On peut dire que la dentition n'est que le reflet de la santé générale de l'enfant.

Ceci dit voyons dans quel ordre apparaissent les dents.

Ce sont les 2 incisives médianes inférieures, qui sortent les premières, puis apparaissent les incisives médianes supérieures bientôt suivies des latérales voisines, ce groupe se complète peu après par la venue des incisives latérales inférieures. Les enfants allaités naturellement sont donc pourvus de six dents à dix mois et de huit à onze ou douze mois.

Après les incisives latérales inférieures ce sont les premières petites molaires supérieures puis inférieures qui font leur percée entre douze et dix-huit mois. Les canines pointent à leur tour à partir de cet âge.

La dentition ainsi complétée reste en état pendant un temps assez long. L'enfant a seize dents jusqu'aux environs de son vingt-quatrième mois, c'est alors qu'il termine la dentition de lait par l'adjonction des quatre secondes petites molaires qui ne sont complètement sorties que vers deux ans et demi.

Cette première dentition est appelée à disparaître peu à peu, les dents de lait se carient, elles tombent d'elles-mêmes, sans douleur, pour laisser la place aux dents dites permanentes qui commencent leur poussée vers l'âge de six ans et se terminer par les dents de sagesse qui apparaissent entre dix-huit et vingt-cinq ans.

Le jeune enfant qui fait ses dents est, comme je vous le disais plus haut, un peu grognon, il salive abondamment, il porte à la bouche tous les objets qui lui tombent sous la main, la gencive au niveau de la dent qui pousse est parfois un peu rouge, gonflée même, aussi recommande-t-on avec juste raison de faciliter la percée en donnant à l'enfant un objet assez dur, le manche d'un hochet, un anneau d'ivoire, par exemple, une racine de guimauve ou de violette qu'il peut mordiller sans danger.

Enfin, dernière recommandation : l'alimentation de l'enfant doit être particulièrement surveillée pendant toute la durée de la dentition ; il ne faut pas craindre de la réduire lorsqu'apparaissent de la diarrhée ou des vomissements avec fièvre, et de ne la reprendre qu'avec une grande circonspection.

CHAPITRE VIII

PREMIERS PAS

Nous avons vu que la dentition était d'autant plus précoce et régulière que l'enfant se portait bien et était convenablement nourri. Il en est de même pour les premiers mouvements et les premiers pas auxquels se livre le jeune bébé.

Pendant les premiers mois, jusqu'au 4ᵉ environ, l'enfant n'est pas assez fort pour se tenir assis dans son berceau, il ne se redresse que lorsqu'il est soutenu dans les bras d'une grande personne. Il se livre alors à des ébats désordonnés, la tête, les jambes, les bras remuent, il cherche à saisir les objets placés autour de lui ou qu'on lui présente., Mais peu à peu les forces augmentant il arrivera, si les vêtements ne le gênent point, à se dresser de lui-même dans son berceau, à s'asseoir. Certes, vers le sixième mois l'équilibre dans la position assise n'est pas encore bien solide, mais il ne tardera pas à s'affermir à tel point qu'aux environs du dixième mois l'enfant posé sur le sol marche en s'aidant de ses bras et de ses genoux, il avance à quatre pattes comme les animaux. Bientôt en prenant des points d'appui sur les murs, les chaises, les meubles, il se tient debout sur les jambes, lorsqu'un beau jour, du treizième au quinzième mois, il s'aventure à faire de lui-même quelques pas sans soutien. Dès ce moment l'enfant marche.

Il ne faut jamais pousser l'enfant à marcher de bonne heure. Cet exercice doit venir spontanément, au moment où ses jambes sont assez robustes pour supporter le poids du corps.

L'enfant nourri au sein fait ses premiers pas vers le quatorzième mois. La marche du nourrisson élevé au biberon est plus tardive ; un enfant qui ne marche pas à 20 mois est un débile, c'est la preuve d'un état général mauvais ; il a souvent le ventre développé outre mesure et les jambes très maigres ; il a présenté de fréquentes crises de diarrhée ; son alimentation a été et est encore défectueuse.

On ne saurait trop recommander aux parents de redoubler de surveillance près d'un enfant qui commence à marcher, et de ne laisser traîner sur le sol aucun objet dangereux, tel qu'une marmite renfermant de l'eau bouillante dans laquelle l'enfant pourrait tomber et se brûler. Il faut en outre entourer d'un treillis les appareils de chauffage, les fenêtres, l'entrée des escaliers, en un mot garder toutes les issues, éloigner tous les ustensiles de ménage ou autres, dont l'approche peut être dangereuse pour l'enfant. En s'entourant de ces précautions on évitera de nombreux accidents et même de grands malheurs.

Dans certaines contrées on fait porter à l'enfant qui commence à marcher une coiffure spéciale, un bourrelet en paille, dans le but de protéger son crâne contre les chutes. Cette pratique ne présente guère une sérieuse utilité; car le squelette de l'enfant encore mou, cartilagineux, résiste assez bien; les fractures des os consécutives aux chutes sont relativement rares dans les premières années de la vie.

CHAPITRE IX

LES VÊTEMENTS DE L'ENFANT

Ce n'est pas en général par l'habillement que pèche l'éducation de la mère de famille. La façon de vêtir les nourrissons se transmet de mère en fille ; elle varie peu suivant les régions.

On peut dire d'une manière générale que si les enfants étaient aussi bien alimentés qu'ils ne sont vêtus la mortalité n'atteindrait pas un chiffre aussi élevé, et les maladies de la première enfance, la gastro-entérite en particulier, ne présenteraient point un caractère de gravité bien marqué.

Les vêtements du nourrisson doivent le préserver du froid, auquel il est très sensible et qui peut être dangereux pour lui ; ils seront suffisamment amples de façon à lui laisser la liberté des mouvements.

L'enfant peut être ou emmaillotté ou porter dès sa naissance une culotte.

Dans la région du Nord, le maillot complet est encore en honneur, il n'est ni supérieur ni inférieur à l'habillement moderne. L'emploi de l'un ou l'autre mode d'habillement est une affaire de goût de la part de la famille ou de coutume suivant les régions de la France.

Le maillot se compose :

D'une chemisette (fig. 13) ;

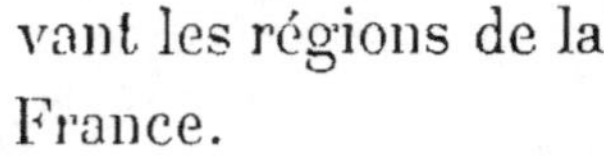

Fig. 13.

De deux brassières, l'une en laine, l'autre en coton ou en piqué (fig. 14).

La chemisette et la brassière sont ouvertes en

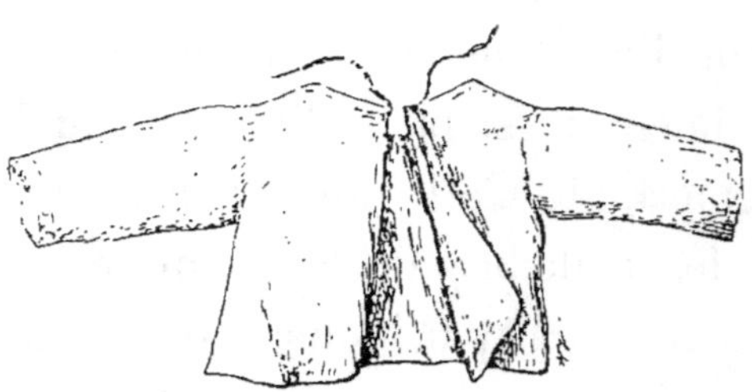

Fig. 14.

arrière, elles se ferment non pas avec des épingles ou des boutons qui peuvent blesser l'enfant, mais avec des cordons.

D'une couche ;

De deux langes ;

D'un petit fichu de cou en toile fine.

L'étoffe de ces différentes pièces varie suivant la fortune des parents, depuis la vulgaire chemisette

en coton, la couche en grosse toile et les langes
en flanelle brune, jusqu'à ces mêmes objets en ba-
tiste, les couches en fine toile et les langes en flanelle blanche. Souvent même on recouvre les
langes de flanelle d'un lange en piqué brodé ou
non.

Il faut encore ajouter, pour compléter le mail-

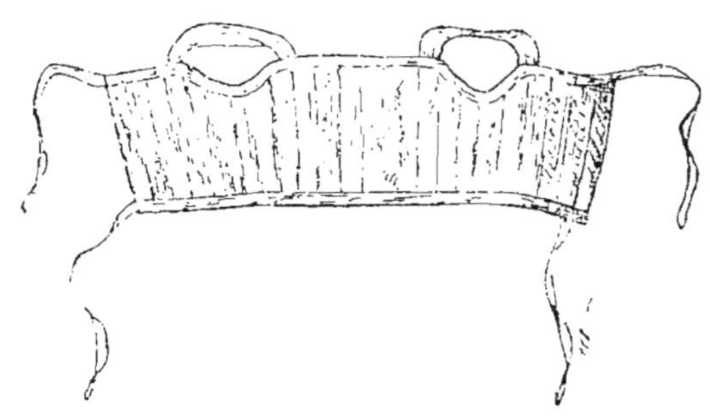

Fig. 15.

lot, mais alors comme objets de seconde nécessité :

Un corset sans baleine, en tissu rigide, avec
bretelles (fig. 15).

Et une bande de flanelle d'un mètre cinquante à
deux mètres, haute de cinq centimètres, dont on
ceint le ventre de l'enfant sans le serrer.

Le corset est ouvert en arrière comme la chemisette et les brassières et se ferme également au
moyen de cordons. Il est parfois remplacé par une
bande d'étoffe assez longue pour faire plusieurs fois
le tour de la poitrine ; dans ce dernier cas, la

bande de flanelle est inutile. Le corset est préférable.

On termine l'habillement, lorsque l'enfant est emmaillotté, par une longue robe en flanelle, en piqué, en étoffe plus ou moins riche, plus ou moins garnie de dentelles. La robe se fait avec ou sans manches (fig. 16).

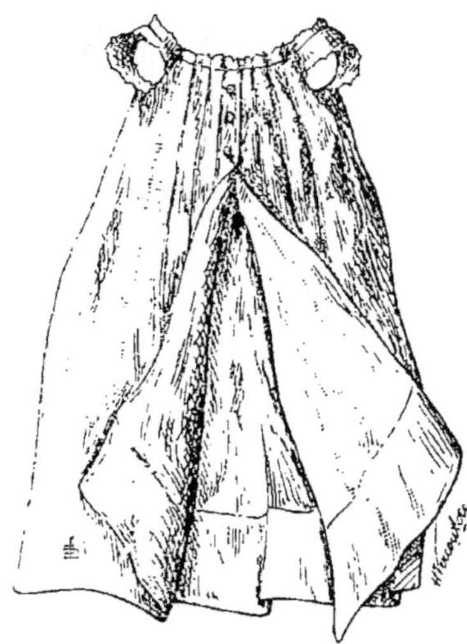

Fig. 16.

Enfin, par-dessus la robe et pour la garantir contre la souillure de la salive ou des régurgitations de l'enfant après ses repas, on peut ajouter une bavette que l'on attache derrière le cou.

On ne met une coiffure que pour sortir ; à la maison, la tête reste nue.

Lorsque l'enfant est vêtu avec une culotte, les langes sont supprimés, la couche seule persiste. La culotte tient lieu de langes. On chausse l'enfant de bas de laine et de petits chaussons.

La toilette de l'enfant emmaillotté se fera de la façon suivante : A la sortie du bain, après avoir été bien essuyé et poudré, l'enfant est couché sur le dos et placé sur les genoux de sa mère ou de sa nourrice. On passe d'abord la chemisette, puis la brassière de laine. Pour cela on introduit trois doigts de la main gauche dans l'extrémité de la manche qui est plissée sur eux; puis avec la main droite on saisit le bras du bébé près de l'épaule et avec les doigts de la main gauche recouverts de la manche, on prend la main du nourrisson, la main droite de la mère devenue libre déplisse la manche et en couvre le bras du bébé.

On répète la même opération pour l'autre bras.

L'enfant est alors couché sur le ventre et les cordons sont noués en arrière.

Après la chemisette et la brassière, on place le fichu de cou plié en triangle que l'on croise sur la poitrine et dont on noue les deux chefs dans le dos, la pointe du fichu dirigée en bas.

On dispose alors la couche et les langes les uns sur les autres, la couche au-dessus ; l'enfant est placé sur le dos, de telle façon que le bord supérieur de la couche et des langes soit à la hauteur des aisselles. Ceci fait, on rabat la couche d'abord sur la poitrine, puis avec la partie libre on enveloppe les jambes du bébé, chaque jambe isolée comme dans un manchon (fig. 17).

Puis, comme la couche est plus longue que l'enfant, on relève en arrière la portion qui n'a pas été employée.

Soit au-dessus, soit au-dessous de la couche, mais mieux au-dessous, c'est-à-dire en contact direct avec la peau du bébé, on peut disposer un carré de tissu éponge qui absorbera l'urine et les matières fécales et préservera la couche.

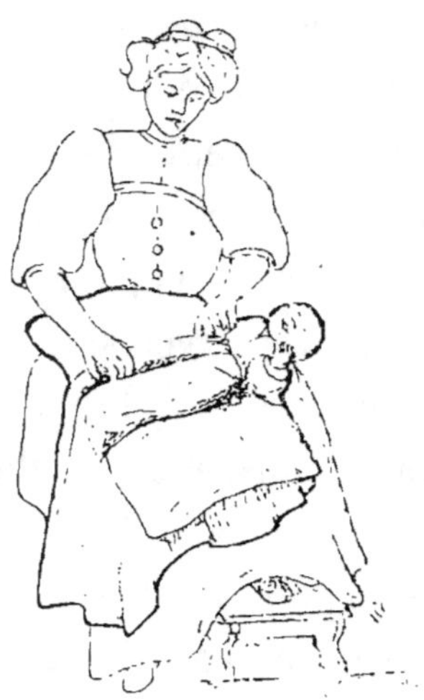

Fig. 17.

Quelques mamans placent entre les jambes de l'enfant un tampon d'ouate hydrophile qui remplit le même office que le carré de tissu éponge.

Le premier lange est ensuite replié d'abord sur la poitrine puis sur les jambes; on fait de même avec le second. Des épingles de nourrice fixent les langes. L'extrémité libre de ceux-ci est repliée en arrière (fig. 18).

L'enfant emmaillotté

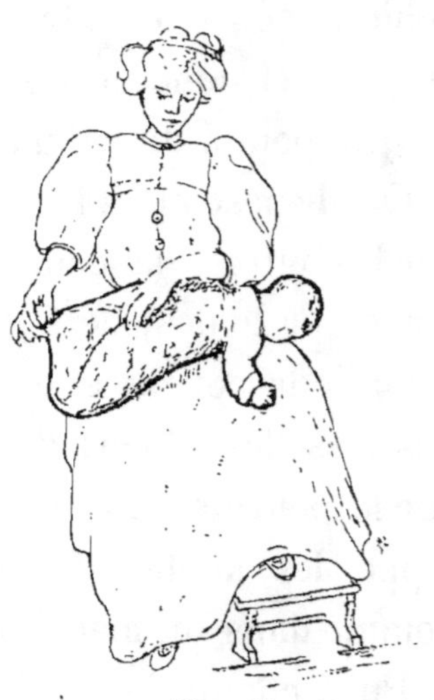

Fig. 18.

a donc les bras libres, ses jambes sont modérément serrées dans le maillot, de façon à lui conserver quelques mouvements ; les pieds ne doivent pas toucher le fond du maillot.

Il faut rejeter l'adjonction d'un tissu imperméable que l'on étale entre la couche et les langes.

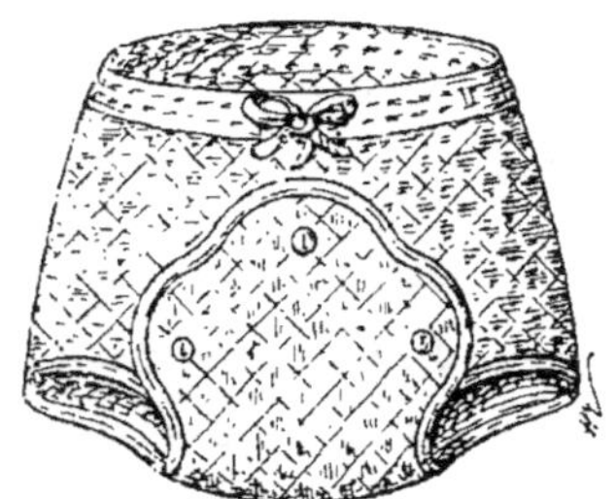

Fig. 19.

La chemisette et la brassière seront repliées au niveau de l'ombilic pour éviter qu'elles ne soient souillées par l'urine.

Le seconde brassière recouvre la partie supérieure du maillot et la robe est placée en dernier lieu.

Si l'enfant porte la culotte, la couche est disposée en triangle, le grand côté entoure le thorax, chaque pointe est relevée entre les jambes. A la place du lange, on met une culotte en flanelle, dont on trouve des modèles chez tous les

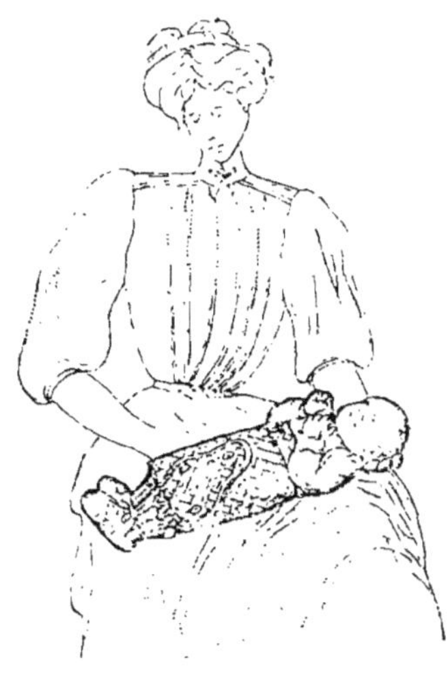

Fig. 20.

marchands de layettes d'enfant et on termine l'habillement par de petits bas et des chaussons de laine (fig. 19 et 20).

La seconde brassière et la robe sont placées comme chez l'enfant emmaillotté.

Les couches et les langes souillés par l'urine ou les matières fécales sont d'abord rincés à l'eau fraîche, puis passés à l'eau bouillante, au besoin même bouillis, et seulement alors séchés.

L'enfant est rechangé dans la journée autant de fois qu'il est nécessaire, lavé rapidement à l'eau tiède et poudré avant d'être emmaillotté ; pendant la nuit, il ne faut pas prendre l'habitude de renouveler son linge plus d'une fois.

Au fur et à mesure que l'enfant grandit et devient propre, les vêtements se rapprochent de ceux qu'il aura dans la seconde enfance.

Lorsqu'il commencera à se tenir debout et à marcher, la longue robe sera supprimée et remplacée par un tablier ne descendant pas beaucoup au-dessous des genoux.

CHAPITRE X

HYGIÈNE INDIVIDUELLE

SOINS DE PROPRETÉ

La propreté du corps de l'enfant est une des conditions de sa bonne santé et de sa vigueur. Dès le jour de la naissance jusqu'au moment où l'enfant souille ses langes, le bain journalier, précédé d'un savonnage entier du corps, est une excellente pratique.

Le savonnage doit être particulièrement soigné dans les plis de la peau, aux fesses, aux cuisses, aux genoux, derrière les oreilles, sous les bras, au cou, partout où la sueur, l'urine et les matières fécales peuvent irriter la peau, amener de la rougeur, quelquefois même des excoriations et des plaies profondes en cas de négligence. Aussi est-il nécessaire de déplisser la peau afin d'atteindre avec le savon les desquamations épidermiques et les concrétions sudorales.

Lorsque le corps a été savonné, on le plonge dans un bain tiède (30°-32°) et avec une éponge on enlève le savon qui pourrait rester au fond des plis.

L'enfant reste dans le bain pendant quelques minutes. En général, il s'y plaît, ses petits membres battent l'eau, il se sent libre de ses mouvements.

Comment faut-il tenir l'enfant dans le bain ? Une seule main suffit. La tête du bébé maintenue hors de l'eau repose dans le creux de la main gauche, le pouce et les deux derniers doigts entourent la nuque et le cou sans les serrer ; l'index et le médius maintiennent le crâne (fig. 21).

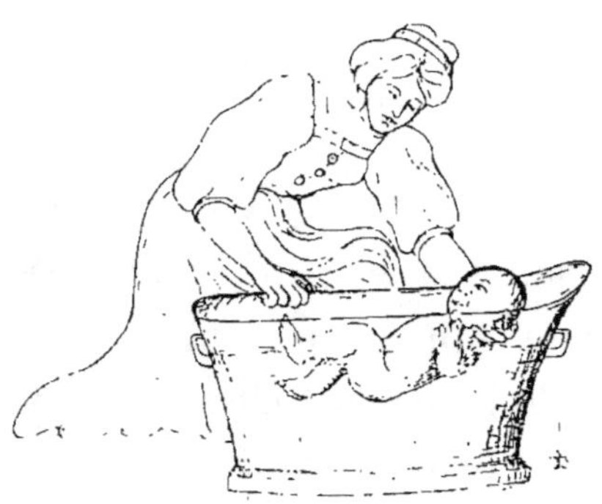

Fig. 21.

La main droite reste libre et c'est elle qui est chargée de passer l'éponge sur toute la surface de la peau.

Il est inutile d'ajouter à l'eau du bain une substance quelconque ; toutefois, on aura recours aux bains de son ou d'amidon lorsque le corps présentera quelques rougeurs.

Il faut compter environ 200 grammes de son et 50 grammes d'amidon pour un bain de 25 à 30 litres.

Pendant les premiers mois, on peut se servir d'une grande cuvette dite bain de pied, en attendant de faire usage d'une baignoire.

La salle de bain sera chauffée en hiver.

A la sortie de l'eau, l'enfant sera reçu dans une grande serviette éponge légèrement chauffée et essuyé avec le plus grand soin (fig. 22).

On procédera ensuite au poudrage. Les mamans ont l'habitude d'employer la poudre de riz, d'amidon ou de lycopode, la fécule de pomme de terre. Ces poudres végétales ont le grave inconvénient d'absorber rapidement l'urine, de former des grumeaux lorsqu'elles sont humides et de subir même un certain degré de fermentation qui donne naissance à des substances irritantes pour la peau. Le

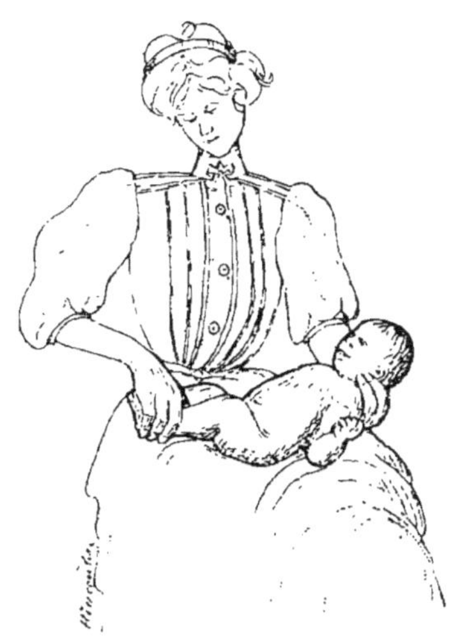

Fig. 22.

mieux est de recourir à une poudre exclusivement minérale, le talc, par exemple, auquel on peut faire ajouter 10 grammes d'oxyde de zinc finement pulvérisé pour 100 grammes de talc. Ainsi préparé, ce mélange est excellent, il a en outre le gros avantage d'être très économique; si on veut le parfumer, on laissera à demeure dans la boîte qui renferme la poudre des morceaux de racines d'iris qui répandront une vague odeur de la plante.

Il ne faut pas craindre de poudrer fortement l'enfant aux fesses, au niveau des parties génitales et au fond des plis de la peau, derrière les oreilles, soit qu'on se serve d'une houppe, d'un tampon d'ouate ou plus simplement de la main.

La figure et la tête de l'enfant méritent des soins particuliers. Le cuir chevelu de l'enfant est riche en glandes sudoripares et sébacées qui sécrètent en abondance de la sueur et du sébum. Ces deux substances et particulièrement la dernière ne tardent pas à former, en se desséchant et en se mélangeant à des débris épidermiques, des croûtes noirâtres qui, s'étendant de plus en plus à la surface du crâne, le couvrent bientôt de placards épais, agglutinant les cheveux, et adhérents à la peau sous-jacente, lorsque les soins journaliers sont négligés.

Un ancien préjugé, encore en honneur dans certains milieux, faisait respecter ces croûtes qui mettaient l'enfant à l'abri de toutes sortes de maladies et facilitaient la poussée des cheveux. Il faut naturellement ne tenir aucun compte de cette opinion grotesque et s'efforcer, par des savonnages journaliers, de maintenir le cuir chevelu du bébé absolument propre.

Pour enlever les croûtes, lorsqu'on n'a pas pris soin d'éviter leur formation, il suffit de les imprégner d'huile d'olives ou d'huile d'amandes douces,

au bout de quelques heures on savonne à l'eau
tiède.

On peut répéter plusieurs jours de suite l'application d'huile si cela est nécessaire.

L'éponge n'est pas à conseiller pour la toilette de
la figure : les tampons d'ouate hydrophile sont pré-
férables ; ils seront jetés après usage.

Les yeux des bébés peuvent devenir le siège
d'affections extrêmement graves, telle est l'ophtal-
mie purulente de nouveau-nés, susceptible d'entraîner la perte de la vue lorsqu'elle n'est pas soignée dès le début.

Pour la conjurer on prendra la précaution de
verser quelques gouttes de jus de citron dans
chaque œil le plus tôt possible après la naissance.

Dans la première année, les yeux de l'enfant
restent particulièrement sensibles à l'infection
venue du dehors ; à la moindre apparition de la
rougeur et du suintement, il faut laver l'œil à l'eau
boriquée chaude, après avoir écarté les paupières,
de façon à baigner toute la surface oculaire avec la
solution antiseptique employée. Si ces soins ne
suffisent pas, on fera usage d'un collyre au nitrate
d'argent (0 gr. 10 pour 10 grammes d'eau distillée),
avec lequel on badigeonnera, une fois par jour, au
moyen d'un pinceau, les paupières retournées ; on
lavera l'œil immédiatement après l'attouchement
avec de l'eau salée.

Les mains du bébé seront toujours maintenues très propres, pour la raison qu'il les porte souvent à la bouche et pourrait ainsi l'infecter si elles étaient souillées d'une impureté quelconque.

Cette précaution est d'autant plus nécessaire que l'enfant est plus âgé et commence à se traîner partout sur le sol et à toucher les objets qu'il rencontre.

Les ongles de la main seront coupés au ras de la peau, afin que l'enfant ne se blesse pas s'il vient à se gratter.

PROMENADES

Première sortie. — La promenade au grand air est salutaire pour l'enfant ; elle a notamment l'avantage de stimuler son appétit, de le calmer lorsqu'il est excité. Néanmoins, beaucoup de mamans vous diront qu'il ne faut pas faire sortir un enfant avant qu'il ait plusieurs semaines. Cela est exact, bien qu'il n'existe pas de règles fixes à ce sujet.

La première sortie de l'enfant se fera tôt après la naissance en été ; elle tardera au contraire en hiver et au moment de la saison pluvieuse. Cela dépend en conséquence de la température extérieure.

Pendant la belle saison, on pourra promener un bébé d'une dizaine de jours ; pendant les mois humides et froids de l'hiver, il faudra le retenir à la maison.

Les premières sorties se feront aux heures chaudes de la journée, entre 11 heures du matin et 3 heures de l'après midi. Elles dureront deux heures environ.

Le conseil de sortir les enfants par tous les temps ne peut s'appliquer qu'aux bébés âgés d'un an au moins. Il présente des avantages et des inconvénients : Des avantages en ce sens que l'enfant s'habitue à toutes les intempéries ; des inconvénients parce qu'il peut contracter, malgré son endurance, des rhumes de cerveau fréquents et des bronchites qui sont susceptibles de se prolonger et de se compliquer d'affections plus sérieuses, telles que les broncho-pneumonies, ou de provoquer le développement de végétations adénoïdes. Il faut tenir compte également de la résistance naturelle, de la vigueur, de l'état général de l'enfant.

Sous prétexte de le garantir contre les intempéries et le refroidissement, on ne doit pas cependant le condamner à rester dans une chambre surchauffée que l'on n'ose pas aérer ; c'est le meilleur moyen d'augmenter sa sensibilité naturelle et de l'enrhumer dès qu'il sortira. La température de la chambre ne dépassera pas 16 à 18° au maximum en hiver.

Le nourrisson de quelques semaines et jusqu'à l'âge de quatre à cinq mois aura le visage protégé par une voilette, lorsqu'il sera dehors, pour l'abriter contre le froid ou les ardeurs du soleil, ou le préserver de la trop vive lumière qui le gêne.

Les vêtements de promenade doivent être amples et chauds.

L'enfant nouveau-né qu'on promène est généralement couché sur le bras. Quand il devient assez fort pour être tenu assis sur un seul bras, il faut le porter tantôt du côté droit, tantôt du côté gauche; car si on le portait toujours sur le même bras, on risquerait, ce qui arrive souvent, de voir sa colonne vertébrale s'incurver latéralement et conserver une direction vicieuse.

Porté sur le bras, l'enfant est bien surveillé, réchauffé par sa nourrice qui lui communique sa chaleur naturelle. Ces avantages ne se retrouvent pas dans la locomotion faite à l'aide de petites voitures dont l'usage se répand de plus en plus. Néanmoins, les inconvénients de la voiture au point de vue du refroidissement, que l'on peut éviter en couvrant l'enfant en conséquence, sont largement compensés, à mon avis, par la meilleure position qu'on y donne au bébé; on le couche comme dans un berceau et il ne risque pas de tomber ou de prendre une mauvaise attitude, comme cela peut arriver lorsqu'il est porté par une personne inexpérimentée.

Les reproches adressés à la voiture sont donc

un peu exagérés ; les plus jeunes enfants y sont
plus commodément installés que dans les bras de
leur nourrice ; elle remplit l'office d'un berceau de
promenade et doit être choisie spécialement dans
ce but.

LE BERCEAU

En dehors des tétées et du moment passé à la
toilette, l'enfant ne peut être mieux que dans son
berceau. Dès sa naissance il faut l'accoutumer à y
rester et ne pas le prendre dans les bras sous prétexte qu'il pleure. Le repas terminé, l'enfant est
couché, on ne doit pas attendre qu'il dorme pour
le replacer dans son berceau, il faut l'y mettre
tout éveillé et conserver cette excellente habitude
même et surtout lorsque l'enfant est âgé de quelques années.

Le berceau mérite donc d'être convenablement
choisi, puisqu'il sera le séjour favori de l'enfant,
jusqu'à ce que celui-ci puisse se tenir assis dans
une chaise.

Un berceau doit remplir différentes conditions.
D'abord être bien d'aplomb sur ses pieds pour
qu'on ne puisse pas le balancer ; il ne faut jamais
bercer l'enfant. Ensuite ses bords doivent être suffisamment relevés pour que l'enfant ne tombe pas

au dehors, lorsqu'il commence à faire quelques mouvements.

En troisième lieu, le berceau doit être facilement nettoyable. A ce point de vue le berceau en fer est meilleur que celui en bois ou en osier. Il n'abrite pas aisément les punaises et peut être frotté avec des liquides antiseptiques, s'il est besoin, après une maladie infectieuse de l'enfant, de le désinfecter.

Au fond du berceau on place un matelas fait de varech, encore appelé zoster, de balle d'avoine, ou de crin que l'on renouvelle lorsqu'ils sont trop souillés par l'urine. On recouvre le matelas d'un grand carré de feutre ou d'un lange épais sur lequel on installe l'enfant, la tête posée sur un petit oreiller de crin et non de plumes. Des draps et des couvertures complètent la literie. L'usage d'une toile imperméable placée sur le matelas est mauvais, l'enfant reste mouillé par l'urine et peut se refroidir.

Le bébé ne doit jamais être couché sur le dos, à cause des vomissements qu'il présente parfois, surtout s'il est élevé au biberon ; dans cette position il lui est difficile de se débarrasser des matières vomies, qui peuvent s'accumuler dans la bouche, passer dans la trachée, les bronches, et l'asphyxier. On le couchera alternativement sur le côté droit et sur le côté gauche, de façon à ne pas déformer son crâne dont les os malléables subiraient facilement l'influence d'une pression exercée continuellement dans le même sens.

Dans les familles aisées, le berceau est réservé pour la nuit; pendant la journée l'enfant est placé dans une corbeille garnie plus ou moins richement de dentelles et que l'on appelle un moïse. C'est un objet de luxe dont il faut laisser l'usage aux personnes fortunées.

Le berceau est souvent garni de rideaux qui protègent l'enfant contre le froid en hiver et le mettent à l'abri des piqûres de moustiques en été. L'étoffe doit, autant que possible, être en mousseline ou en guipure pour permettre la libre circulation de l'air.

Lorsque l'enfant devient assez vigoureux pour s'asseoir, c'est-à-dire vers l'âge de sept à huit mois, on peut lui faire passer quelques heures de la journée dans une chaise spéciale construite de telle sorte qu'elle soit bien d'aplomb, et que l'enfant, entouré de tout côté, ne puisse tomber en bas; on trouve dans le commerce des chaises montées sur roulettes et transformables en petite voiture, qui présentent toute sécurité en même temps que le plus grand confort.

Sous aucun prétexte il ne faut coucher l'enfant dans un grand lit près de ses parents. On ne compte plus le nombre de ceux morts étouffés, victimes de la négligence des parents qui, en dormant, ont écrasé leur bébé.

De même une femme qui allaite ne doit pas s'endormir pendant la nuit, en laissant son enfant au sein.

CHAPITRE XI

VACCINATION

L'article 6 de la loi du 15 février 1902 relative à l'hygiène publique est ainsi conçu : « La vaccination antivariolique est obligatoire au cours de la première année de la vie, ainsi que la revaccination au cours de la onzième et de la vingt et unième.

Les parents ou tuteurs sont personnellement responsables de l'exécution de la dite mesure. »

Si tous les Français se soumettaient à la loi on ne verrait pas naître chaque année sur différents points du territoire des épidémies de variole qui déciment un grand nombre d'adultes en pleine force de l'âge et encore plus d'enfants. Il faut donc vacciner les enfants dans le cours de leur première année, et, en temps d'épidémie de variole, quelques jours même après la naissance, pour les préserver de cette redoutable maladie. En dehors des épidémies, on peut procéder à la vaccination, lorsque l'enfant a deux ou trois mois ; le moment de l'année n'a guère d'importance, il peut être laissé au choix des parents.

La vaccination se fait par piqûre ou par scarification, ce dernier procédé est le meilleur.

Auparavant on se servait de vaccin humain que l'on prenait à un enfant récemment vacciné et avec lequel on vaccinait un nombre plus ou moins considérable d'individus.

De graves maladies, la syphilis en particulier, ont été ainsi propagées lorsque l'enfant qui fournissait le vaccin était atteint de ces affections.

On se sert maintenant du vaccin récolté sur la génisse; il met à l'abri de tout accident lorsqu'il est préparé proprement.

On vaccine à la partie supérieure d'un bras ou à la jambe, au mollet. On fait trois scarifications légères au point choisi et on dépose à leur surface de la pulpe vaccinale.

Trois ou quatre jours après, si le vaccin prend, on assiste à la formation d'une pustule plus ou moins volumineuse qui se recouvre bientôt d'une croûte noirâtre, laquelle se dessèche peu à peu et tombe au bout d'une vingtaine de jours en laissant une cicatrice gaufrée, indélébile, ineffaçable pour toute la vie. C'est pourquoi les petites filles sont souvent, à la demande des parents, vaccinées à la jambe pour que plus tard, lorsqu'elles iront dans le monde, elles ne portent pas sur les bras nus les traces apparentes de la vaccination.

L'évolution de la pustule vaccinale s'accompagne toujours de rougeur et de gonflement, voire même d'inflammation des ganglions lymphatiques voisins de la région inoculée. Il est très rare que ces phénomènes revêtent un caractère de gravité. Il faut avoir soin de recouvrir les pustules avec un linge fin et très propre, imprégné de vaseline boriquée, et de ne pas le décoller s'il reste adhérent à la peau. Il se détachera de lui-même lorsque la croûte de la pustule tombera.

Les précautions doivent redoubler lorsque l'enfant a été vacciné à la jambe, l'urine et les matières fécales peuvent souiller les pustules et amener des accidents assez sérieux de suppuration. Il ne faut jamais, pour la même raison, vacciner à la cuisse.

La vaccination a été accusée à tort de provoquer chez les enfants, des éruptions de la peau, des suppurations oculaires, de l'amaigrissement, etc. Il faut en chercher la cause dans une mauvaise alimentation, dans une hygiène défectueuse, dans un manque de propreté du corps.

La vaccination est une opération nécessaire, indispensable, obligatoire et sans aucun danger.

L'échec d'une première vaccination doit être suivi d'une seconde tentative avec un vaccin différent jusqu'à ce qu'on obtienne un résultat.

L'éruption vaccinale n'est pas une contre-indication au bain quotidien. Pour ne pas retarder la dessiccation de la pustule, il suffit de laisser hors de l'eau la partie supérieure du bras au niveau de laquelle on a procédé à la vaccination, ou l'enduire d'une couche de vaseline boriquée.

CHAPITRE XII

DES CRIS DE L'ENFANT

Les petits enfants crient souvent et parfois avec une extrême violence. Dans un grand nombre de cas, ces cris sont dus à la faim et, quands ils sont habituels, il y a lieu de soupçonner que la nourrice est insuffisante.

Fréquemment aussi ils ont pour cause les digestions pénibles occasionnées par le lait de vache ou toute autre nourriture mal appropriée à l'âge de l'enfant. Le froid, la trop grande chaleur, l'envie de dormir, la gêne produite par les vêtements trop serrés ou mal appliqués, par les déjections qu'on laisse en contact avec la peau et qui provoquent des rougeurs et des excoriations, la douleur due à la piqûre d'une épingle mal placée, sont encore des causes auxquelles il faut songer pour expliquer les cris et soulager l'enfant.

D'autres fois, l'enfant crie simplement parce qu'il désire qu'on le tienne ou qu'on l'amuse. Il faut alors savoir résister à ses exigences qui deviennent d'autant plus grandes qu'on leur cède davantage.

Quand les cris sont dus à la faim on le reconnaît quelquefois à ce que l'enfant agite ses bras et sa tête comme pour chercher le sein.

S'il a des coliques, chose moins fréquente que ne le disent les nourrices, il agite violemment ses membres inférieurs.

L'indigestion sans coliques donne plutôt lieu à un sommeil difficile, agité, entrecoupé de cris et de terreurs nocturnes.

Le plus souvent on parvient à discerner la raison des cris en cherchant avec attention si l'heure de son repas ou celle de son sommeil n'est pas arrivée, si ses garde-robes indiquent de bonnes digestions, si elles ne répandent pas une odeur particulièrement fétide, s'il est convenablement couvert, bref en passant en revue les différentes hypothèses indiquées comme pouvant être la cause de ses cris.

Il faut également se méfier des enfants trop sages, qui restent immobiles dans leur berceau et paraissent toujours dormir. Très souvent de pareils enfants sont insuffisamment nourris, ils maigrissent sérieusement ; leur tranquillité et leur silence sont dus au manque de forces pour se remuer ou pour crier.

CHAPITRE XIII

CONDUITE A TENIR EN CAS DE GASTRO-ENTERITE AIGUE CHEZ UN ENFANT DE 0 A 2 ANS ENVIRON

Deux cas sont à considérer :

1° L'enfant est élevé au sein.

Lorsque les selles ne dépassent guère deux ou trois par vingt-quatre heures, sans s'accompagner de vomissements, il suffit la plupart du temps de régler convenablement l'enfant, d'espacer les tétées de trois heures, 8 par vingt-quatre heures, et d'administrer avant et après la tétée une grosse cuillerée à café d'eau de chaux.

En même temps on surveillera l'alimentation de la nourrice. On supprimera de son régime les crudités, les fruits, le café, et on lui fera prendre dans la journée un litre d'infusion d'orge et de gruau (une cuillerée à soupe de chaque céréale dans un litre et demi d'eau, laisser bouillir à gros bouillons pendant une demi-heure).

Lorsque le nourrisson souffre de vomissements et de diarrhée on commencera par un purgatif. Le calomel est indiqué, non à doses filées, mais en une seule fois, 5 centigrammes pour un enfant de quatre à six mois, 10 pour un enfant d'un an.

La dose de calomel sera absorbée dans une très petite quantité d'eau bouillie et froide, une cuillerée à soupe. Les tétées seront réduites de moitié, et l'enfant laissé au sein dix minutes au maximum.

A partir du deuxième jour du traitement, donner de l'eau de chaux et revenir au chiffre normal de tétées en les espaçant très régulièrement.

Même alimentation pour la nourrice que dans le cas précédent.

La gastro-entérite de l'enfant élevé au sein est très rarement grave. Il n'y a que dans les cas sérieux qu'il faut recourir à la diète hydrique ou au bouillon de céréales.

2° L'enfant est élevé au biberon.

1er cas. L'enfant ne vomit pas, il a des selles vertes plus ou moins abondantes, avec une température élevée, 39°.

Purger avec le calomel à dose massive : 0 gr. 05 à six mois, 0 gr. 10 à un an.

Diète hydrique, toutes les trois heures un biberon d'eau bouillie et légèrement tiédie, sucrée et sans alcool. La quantité de liquide absorbée sera la même que celle de lait, 7 biberons par vingt-quatre heures.

L'eau simple bouillie est de beaucoup supérieure

aux eaux minérales alcalines, Vals, Vichy, Alet, Evian, Pougues, etc., parce qu'elle ne renferme aucun micro-organisme.

Au lieu de la diète hydrique, difficilement adoptée par les familles, on peut donner le bouillon de légumes de Méry ou le bouillon de céréales.

Bouillon de légumes, en voici la formule :

Carottes.	400 grammes.
Pommes de terre	300 —
Navets.	100 —
Pois et haricots secs.	80 —
Sel marin	35 —

On fait bouillir quatre heures dans 7 litres d'eau. Filtrer à chaud et répartir dans 7 biberons préalablement rincés à l'eau bouillante ou mieux encore bouillis pendant dix minutes dans un récipient quelconque.

Le bouillon de céréales se prépare de la façon suivante :

Orge.	
Gruau.	Une grosse cuillerée à soupe
Riz.	de chaque.
Avoine.	

Faire bouillir dans une casserole sans couvercle et à plein feu, dans 3 litres d'eau, jusqu'à réduction à un bon litre.

Filtrer à chaud et ajouter une cuillerée à café de sel, 5 grammes, et quelques morceaux de sucre.

Répartir en 7 biberons, un biberon toutes les trois heures.

Le bouillon de légumes, comme celui de céréales, agit en tant que renfermant des substances antiputrescibles, sels minéraux, matières amylacées et une très petite quantité d'albuminoïdes végétales. Le sel joue un rôle important de réhydratation chez les enfants ayant subi des pertes aqueuses considérables.

La présence du sel dans les bouillons susnommés ne présente aucune contre-indication du purgatif au calomel. La transformation du proto en bichlorure de mercure est *in vivo* purement problématique.

L'enfant a de l'intolérance gastrique en même temps que de la diarrhée.

Commencer par le calomel à dose massive. Recourir aux doses filées (0 gr. 01 toutes les deux heures pendant douze heures), si les vomissements sont très fréquents et se produisent même avec une très petite quantité d'eau. Dans ce dernier cas administrer la diète hydrique ou les bouillons de légumes ou de céréales à très petites doses, une cuillerée à soupe, voire même à café au besoin, répétée de demi-heure en demi-heure. Au fur et à mesure que les vomissements diminuent, augmenter progressivement et lentement la quantité de liquide pour arriver à la dose de 100 à 150 grammes toutes les trois heures.

Comme médicament, Variot a conseillé le

citrate de soude fraîchement préparé (5 grammes pour 300 grammes d'eau, la solution ne se conserve pas au delà de vingt-quatre heures), à prendre par cuillerée à soupe à intervalles rapprochés.

En cas d'insuccès, la potion de Rivière, l'eau chloroformée :

    Eau chloroformée saturée. . . . .   20 grammes.
    Sirop de fleurs d'oranger.   20   —
    Eau distillée   80   —
    A prendre par cuillerée à café ou à soupe.

Les eaux gazeuses, eau de Seltz, de Vichy, de Vals, de Pougues, Saint-Léger, sont également à essayer.

On doit recourir en cas de vomissements incoercibles et lorsque les médications précédentes ont échoué, ou bien au lavage d'estomac à l'eau de Vichy ou mieux encore à l'injection sous-cutanée de sérum artificiel (20 centimètres cubes, deux à trois fois par jour), ou au sérum de Quinton.

Enfin, un médicament trop souvent délaissé et accusé à tort de produire des accidents d'intoxication est l'opium, lequel, contrairement à l'idée courante, est bien supporté par les enfants à condition d'être administré à dose fractionnée. J'y ai souvent recours dans les cas graves et je m'en trouve très bien. Je formule ainsi pour un enfant d'un an.

    Élixir parégorique . . . .   5 grammes.
    Eau de chaux.   40   —
    Une cuillerée à café par biberon.

Sous l'influence de ce traitement, l'agitation cesse, les vomissements s'arrêtent ainsi que la diarrhée, l'enfant s'endort. J'ai remarqué que l'administration de l'opium facilitait la reprise de l'alimentation.

La dose sera moitié moindre pour un enfant de six mois, et du quart pour un enfant de trois mois.

Les vomissements peuvent être dus à des spasmes de l'estomac, ou bien de l'organe entier, ce qui est très rare, ou plus souvent du cardia et surtout du pylore.

Le spasme du cardia est connu depuis la radioscopie. Lesage, Leven et Barret l'ont rencontré chez un nourrisson de vingt-huit jours qui vomissait depuis sa naissance. Les tétées étaient bonnes, mais on constatait une distension gazeuse due au spasme qui s'opposait à l'évacuation de l'air ingéré avec la tétée. Il a suffi de donner des tétées peu abondantes et rapprochées pour voir disparaître la distension de l'estomac et les vomissements. C'est en somme un type de vomissements par aérophagie comme on peut en rencontrer chez certains enfants à gros appétit et gloutons qui tètent trop rapidement et avalent de ce fait une quantité parfois considérable d'air.

Les spasmes et sténoses du pylore sont plus sérieux et d'un pronostic souvent grave. Les vomissements apparaissent quelques jours ou plusieurs semaines après la naissance. Ils se montrent un temps variable après les tétées, une demi-heure, une heure, ils sont précédés de cris et se font en jet. L'enfant maigrit rapidement, faute de pouvoir s'alimenter, et, si le traitement est inactif, la mort est la terminaison ordinaire. Lorsque l'amélioration survient, c'est que le spasme pylorique a cédé, dans le cas contraire il est probable que l'on a affaire à une hypertrophie du sphincter pylorique, passible d'une intervention chirurgicale.

Tous les médicaments précédemment indiqués retrouvent ici leur indication et doivent être employés les uns après les autres : eaux gazeuses, lavage de l'estomac, citrate de soude, eau chloroformée, et surtout opium ; comme alimentation, recourir au lait de femme pris à intervalles rapprochés et en petite quantité, lait de vache, képhir glacé, babeurre, bouillon de légumes, de céréales. Il faudra varier l'alimentation, car telle substance, tolérée pendant quelques jours, ne l'est plus au bout de peu de temps, sans qu'on s'explique exactement la cause de son rejet.

La mortalité, à la suite de l'opération, est, d'après Dufour et Fredet, de 50 p. 100. Les résultats sont d'autant plus favorables que l'intervention chirurgicale a été faite à un moment où l'état général de l'enfant était encore satisfaisant.

REPRISE DE L'ALIMENTATION

C'est le point délicat lorsque la période aiguë de la gastro-entérite est passée. Mal conduite elle provoque l'apparition d'une nouvelle crise de diarrhée, si bien que l'enfant alimenté insuffisamment maigrit dans des proportions parfois alarmantes.

La première recommandation est la prudence. Il ne faut pas se hâter. Un enfant soumis à la diète hydrique peut rester à ce régime pendant vingt-quatre heures, deux jours au plus. Celui soumis aux bouillons de légumes ou de céréales supporte cette alimentation pendant plus longtemps, surtout si on a pris soin de sucrer et de saler la décoction. C'est là un avantage de ce dernier procédé sur le premier.

Lorsque donc les selles auront perdu leur fétidité, leur coloration verte et leur abondance, lorsque la température sera redevenue normale et que l'enfant aura recouvré son entrain, on essaiera de lui rendre quelques biberons de lait.

Voici dans le cas de moyenne intensité comment je procède.

L'enfant est resté pendant trois jours au bouillon de céréales, à la dose de 7 biberons par vingt-quatre heures. A partir du quatrième jour on lui donne 4 biberons de bouillon de céréales et 3 biberons de lait pur ou coupé suivant l'âge, en alternant de trois heures en trois heures entre le lait et le bouillon de céréales. Le cinquième jour, 4 biberons de lait et 3 de céréales, le sixième, 5 biberons de lait et 2 de céréales, le septième, 6 biberons de lait et 1 de céréales, pour arriver alors au huitième jour aux 7 biberons de lait.

Si, au cours de la convalescence, les troubles gastro-intestinaux reparaissent sous forme d'une ou de deux selles vertes, je maintiens la même quantité de biberons de lait et de céréales, mais en diminuant un peu la ration de lait par biberon.

Il est rare que dans ces conditions on ne puisse reprendre d'une façon définitive l'alimentation normale du nourrisson vers le huitième ou dixième jour au plus tard.

Lorsque ce procédé échoue, c'est-à-dire lorsque la diarrhée reparaît, dès que le lait même stérilisé est rendu à l'enfant, il faut avoir recours aux différents laits modifiés (lait de Gaertner, de Winter, Vigier, Backhaus, Budin et Michel, Lepelletier), dont j'ai parlé plus haut.

Ils peuvent rendre des services appréciables en permettant l'alimentation de l'enfant devenue presque impossible par la non digestion du lait de vache ordinaire.

Ils ne valent pas naturellement le lait d'une bonne nourrice.

C'est également au cours des convalescences des gastro-entérites que l'on emploie la soupe de malt, la pegnine, le babeurre, le képhyr que nous allons maintenant étudier.

SOUPE DE MALT OU SOUPE MALTOSÉE

J'ai dit plus haut que les substances hydrocarbonées étaient considérées comme ralentissant le travail de fermentation qui se produit dans l'intestin, et de fait Combe, de Lausanne, a démontré que les selles et les urines d'un individu alimenté avec des hydrocarbures renfermaient moins d'indol, de scatol et de sulfo-éther, résultat de la putréfaction des albuminoïdes, que celles d'un individu soumis au régime carné. Il y a donc véritablement sinon une antisepsie rigoureuse, au moins une désinfection relative du milieu intestinal chez l'individu alimenté avec les hydrocarbures.

De là vient l'idée de les employer dans la diététique infantile et particulièrement en cas d'intolérance lactée dont la caséine constitue un excellent milieu de culture pour les microbes protéolytiques, auteurs responsables de la plupart des troubles gastro-intestinaux. En privant ces microbes de leur aliment de choix on arrive peu à peu à les chasser de l'intestin, tout en y laissant les micro-organismes inoffensifs ou utiles. C'est du reste la raison pour laquelle les Allemands avec Heubner donnent dès l'âge de six mois des soupes aux farines.

On a même été plus loin : pour faciliter la digestion et augmenter l'assimilation, quelques auteurs ont imaginé (Czerny, Keller, Frégor) d'ajouter à un féculent quelconque une infusion de malt.

On sait que l'orge germée (malt) qui sert à la fabrication de la bière renferme une diastase susceptible d'agir sur l'amidon de deux façons différentes : la liquéfaction d'une part, la saccharification de l'autre.

La liquéfaction n'est autre chose qu'une fluidification de l'amidon, c'est une transformation purement physique.

La saccharification est plus complexe : sous l'influence de la diastase de l'orge maltée, l'amidon se transforme en dextrine, puis en maltose.

Donner à un enfant, qui digère mal le lait, une soupe de farine attaquée par la diastase du malt, c'est donc lui fournir un aliment nécessitant un travail digestif insignifiant, puisqu'on lui présente une substance ayant déjà subi les transformations qui s'accomplissent normalement dans l'intestin sous l'action du suc pancréatique.

On crut donc que plus la saccharification était poussée, plus l'enfant devait assimiler facilement et complètement la soupe de farines.

Le grand mérite de Terrien fut de démontrer qu'un tel raisonnement laissait trop dans l'ombre la liquéfaction et que les résultats favorables obtenus par l'emploi des soupes maltées résultaient surtout de l'action physique, la liquéfaction, et non de la transformation chimique, la saccharification. Bien au contraire, cette dernière paraissait entretenir les troubles gastro-intestinaux et provoquer de la diarrhée.

De là la formule de préparation proposée par Terrien dans laquelle on s'efforce d'obtenir en employant une température assez élevée (80°) une liquéfaction parfaite au détriment de la saccharification.

Voici comment on doit procéder. On prépare une infusion faite avec 20 grammes d'orge maltée concassée dans un moulin à café et 150 grammes d'eau qu'on maintient à la température de 60° pendant une demi-heure.

Cette opération a pour but d'obtenir une dissolution de la diastase de l'orge maltée.

Puis on prend un tiers à un demi-litre d'eau à laquelle on ajoute peu à peu 70 grammes de farine de riz. On fait cuire doucement en remuant pour empêcher la formation de grumeaux. Quand la soupe a bouilli, on retire du feu et on ajoute, après avoir jeté sur une passoire, 50 grammes de sucre ordinaire. On attend alors, toujours en remuant la masse, que celle-ci ait atteint la température de 80°. A ce moment très exactement, on ajoute l'infusion de malt qui a été précédemment filtrée et on la fait agir sur la bouillie pendant dix minutes, à la température constante de 80°, tout en remuant encore pour mieux répartir la diastase dans toutes les parties.

La soupe ainsi préparée est d'un goût agréable, celui de l'orge sucrée. Elle se présente sous la forme d'une masse fluide, filante, que l'on peut aseptiser en portant à l'ébullition après l'action de la diastase pendant dix minutes.

La soupe maltée se donne aux mêmes doses que le lait. Elle trouvera son indication dans tous les cas d'intolérance lactée prolongée et dans la convalescence des gastro-entérites, une fois la disparition des phénomènes aigus. On peut prolonger son emploi pendant plusieurs semaines, surtout si l'on prend soin d'y ajouter une quantité de lait d'abord faible au début, puis progressivement plus considérable, pour revenir lentement à l'alimentation normale.

PEGNINE

On entend sous le nom de lait à la pegnine, de lait pegniné, de pegnin-milch, une modification du lait obtenue par l'addition de lab-ferment ou présure. On sait que cette diastase est sécrétée par les glandes stomacales de l'enfant : on l'extrait dans le commerce de l'estomac des jeunes veaux. Grâce à ce ferment, la caséine du lait de vache se coagulerait en fins grumeaux dans l'estomac. Il en résulterait une digestibilité plus parfaite et surtout plus facile.

La pegnine, encore appelée lacto-ferment, lab-ferment, se présente sous la forme d'une poudre blanche associée au sucre de lait. On la mélange au lait à la température de 40°. Si on doit diluer le lait on ne le fera qu'après l'action coagulante de la pegnine.

Voici le mode d'emploi. Dans chaque biberon renfermant la quantité de lait nécessaire à l'alimentation de l'enfant, on ajoute 1 gramme de pegnine par 100 grammes de lait. Il ne faut pas dépasser la température de 40° qui détruirait le ferment.

Lorsque la coagulation de la caséine est accomplie, soit au bout de quelques minutes, on agite fortement jusqu'à ce que tout coagulum ait disparu. Le mieux est de faire agir la pegnine au moment de donner le biberon, on évite ainsi les infections.

Le lait pegniné rendra des services dans tous les cas d'intolérance de ce liquide, avant la reprise de l'alimentation ordinaire, dans les vomissements et les états cachectiques, insuffisance pondérale, athrepsie au début.

BABEURRE

Le babeurre (Buttermilch des Allemands) est du lait privé du beurre par des moyens mécaniques tels que le barattage ou la centrifugation. Il y a deux sortes de babeurre.

Le babeurre de crème, rarement employé, est obtenu de la façon suivante. Aussitôt après la traite, le lait est passé à l'écrémeuse centrifuge et on recueille d'une part la crème et d'autre part le lait centrifugé.

On ajoute à la crème qu'on a laissé aigrir légèrement par un séjour de vingt-quatre heures à une température constante dans un endroit frais, une certaine quantité d'eau, chaude en été et froide en hiver, ou encore du lait écrémé, et on soumet le tout au barattage. Par cette opération on extrait le beurre, le liquide qui reste est le babeurre.

La préparation du babeurre de lait employé en diététique infantile demande certaines précautions si l'on veut obtenir un liquide d'abord privé de germes nocifs et ensuite de composition chimique à peu près constante.

On vend dans la région du Nord de la France, sous le nom de lait battu, un babeurre vieux de deux ou trois jours, infecté par de nombreux microorganismes, très riche en acide lactique et que l'on ne peut sans danger administrer à des enfants.

Ce n'est pas avec un tel produit qu'il faut espérer de bons résultats.

Le babeurre de lait se prépare scientifiquement de la façon suivante :

On pasteurise une certaine quantité de lait que l'on baratte ensuite, lorsqu'il est refroidi, pendant deux heures. On retire par cette opération la presque totalité du beurre. Le liquide résiduaire (lait sans beurre) est versé dans un récipient de grès, et ensemencé avec des cultures de bacilles lactiques convenablement sélectionnés et étudiés.

On le place dans un endroit frais où il est laissé pendant vingt-quatre à quarante-huit heures, suivant la température ambiante, la masse est agitée de temps en temps. Afin que le babeurre soit prêt pour les manipulations ultérieures qu'il aura à subir, il ne faut pas que son acidité dépasse un certain taux, soit 6 grammes d'acide lactique par litre. Ce chiffre correspond à l'apparition de la coloration rosée, lorsqu'après avoir versé III à IV gouttes de phénolphtaléine, on ajoute 7 centimètres cubes pour 100 de solution décinormale de soude.

Ainsi obtenu, ce babeurre peut être employé cru, sans cuisson, sans addition d'une autre substance. Il est préférable de recourir à la soupe de babeurre, telle qu'elle a été préconisée par Baginski. Au babeurre préparé suivant le mode décrit plus haut, on ajoute, pour un litre, 10 à 20 grammes de farine de riz, de préférence, et 80 grammes de sucre, on cuit le tout à petit feu en mêlant constamment la masse, de façon à empêcher la formation de gros grumeaux, puis on répartit dans des flacons que l'on stérilise à 120°. Il peut ainsi être conservé pendant quelques jours.

H. de Rotchschild a préconisé un procédé plus simple de préparation. Après avoir écrémé le lait frais à la machine centrifuge, on l'ensemence avec une culture de bacilles lactiques. L'acidification est arrêtée lorsqu'elle atteint 2 gr. 50 par litre. On ajoute alors 10 p. 100 de sucre.

Le babeurre s'emploie aux mêmes doses que le lait de vache, c'est-à-dire suivant l'âge de l'enfant. Il est toutefois prudent, à cause des accidents que l'on relève au cours de la cure de babeurre, de commencer par des petites quantités, 50 à 60 grammes par biberon par exemple, pour augmenter progressivement. Son goût sucré le fait apprécier en général assez facilement des enfants.

Le babeurre peut encore être mélangé en proportion plus ou moins considérable avec le lait, le bouillon de légumes ou de céréales, ou être alterné avec le lait maternel. On y ajoute aussi, comme le recommande Schlossmann, de la crème.

La cure de babeurre ne doit pas être prolongée outre mesure. Il n'y a pas d'avantages à la faire durer plus d'un bon mois. Les indications au bout de cette période, venant à disparaître, il faut revenir progressivement à l'alimentation ordinaire.

En prenant une moyenne d'analyses pratiquées par de nombreux auteurs, Péhu est arrivé aux chiffres suivants qui donnent la composition du babeurre :

		grammes.
Matières albuminoïdes	32,40	par litre
Graisses	6,60	—
Lactose	32,00	—
Acide lactique	4,54	—

Alors que la quantité de caséine varie peu dans les différentes analyses, celle de la graisse, du lactose et de l'acide lactique sont très variables suivant les échantillons. Cela tient, en ce qui concerne la graisse, au barattage poussé plus ou moins loin.

Quant au lactose et à l'acide lactique, ils se trouvent en proportion inverse, ce dernier dérivant du premier, il est le résultat de l'action fermentative des bacilles lactiques sur le sucre de lait. Plus la fermentation sera prolongée, moins il restera de lactose.

Le pouvoir nutritif du babeurre ou de la soupe de babeurre est fonction de sa richesse en caséine, en sucre, puisqu'on y ajoute en outre du lactose qu'il renferme déjà, 80 grammes par litre de saccharose et enfin de la matière hydrocarbonée, farines diverses, qui entrent dans la composition de la soupe.

Ces différentes substances compensent largement la pauvreté en graisse.

MODE D'ACTION DU BABEURRE

D'un travail très complet publié dans les *Archives de médecine des enfants*, par Jacobson, il résulte que le babeurre doit son action favorable à trois propriétés :

1° La pauvreté en graisse ;

2° La fine division de la caséine ;

3° L'acidité.

Pauvreté en graisse. — C'est à cela que serait due la facile digestibilité du babeurre.

Chez les enfants atteints d'intolérance gastrique absolue, le babeurre seul arrive souvent à être toléré, alors que le même babeurre auquel on a ajouté une quantité même peu considérable de crème ne l'est plus.

On sait en outre que dans de nombreux cas de troubles dyspeptiques, on remarque une intolérance presque absolue pour les matières grasses. Le babeurre trouverait en pareille circonstance une indication des plus nettes et ainsi on s'expliquerait son assimilation parfaite.

Fine division de la caséine. — L'hypothèse qui attribue l'action favorable du babeurre à la plus facile digestibilité des albumines qu'il contient a été vivement discutée. On a surtout prétendu que cette digestibilité était due à la fine division de la caséine qui épargne à l'estomac le travail de la coagulation par le lab-ferment, ou encore à la plus grande proportion d'albumine soluble.

Acidité. — Suivant Jacobson, son rôle, si elle en joue un, est certainement de deuxième ordre. En effet, Moll a démontré que, avec le babeurre alcalinisé, les résultats sont aussi bons qu'avec le babeurre acide. On ne peut toutefois nier le pouvoir antiputrescible de l'acide lactique du commerce et les résultats heureux que l'on tire de son emploi dans le traitement des gastro-entérites de l'enfance. A plus forte raison, l'acide lactique fabriqué par les ferments doit posséder les mêmes propriétés. Les travaux de Metchnikoff, de H. Tissier et Martely sont probants à ce point de vue et concourent tous à reconnaître l'efficacité indubitable des ferments lactiques et de leur produit de sécrétion.

Le babeurre cru, non stérilisé, renfermant en grande quantité des bacilles lactiques en pleine culture, possède en effet un pouvoir tellement actif qu'il dépasse souvent le but cherché.

La transformation, l'épuration pourrait-on dire, de la flore intestinale sous l'influence de l'ingestion de ferments lactiques est bien connue.

Mais il existe encore dans la question de l'acidité du babeurre un élément inconnu, car alors que l'acide lactique du commerce peut être employé dans les crises aiguës de gastro-entérite, le babeurre cru ou stérilisé, quoique renfermant le même acide, trouve dans de pareils cas la principale contre-indication.

De tout ce qui précède, il semble résulter ce fait que le babeurre ne tire pas ses propriétés de la présence de tel ou tel élément, à l'exclusion d'un autre, mais plutôt de l'ensemble des principes qui le constituent. Il se présente à la fois comme un agent nutritif de valeur très appréciable et comme un médicament assez difficile à manier ainsi que nous le verrons plus loin et dont l'emploi demande une surveillance sérieuse.

ACCIDENTS DE L'ALIMENTATION AU BABEURRE

Sous le nom d'accidents du babeurre, il faut entendre les manifestations pathologiques qui se produisent pendant la cure de babeurre. Mais il ne faut pas faire entrer en ligne de compte parmi ces accidents ceux qui surviennent lorsque le babeurre est mal administré, ou lorsque sa qualité est défectueuse.

Cette réserve admise, on a signalé du collapsus, de la fièvre, des troubles gastro-intestinaux, et une cachexie progressive consécutive à un usage prolongé.

Collapsus. — Au cours d'une cure de babeurre qui semble normale, on voit tout d'un coup le poids tomber brusquement sans troubles gastro-intestinaux et en douze ou vingt-quatre heures l'état général s'est aggravé au point que l'enfant succombe. Jacobson, Massanck, Lendrop et d'autres auteurs ont rapporté des observations qui sont probantes.

Fièvre. — La fièvre de babeurre a été signalée par Leschziner, puis bien étudiée par Tugendreich qui en décrit plusieurs types.

La fièvre apparaît quelques heures après l'administration du babeurre. Elle est ou modérée ou au contraire très élevée, dans le voisinage de 40°. Parfois, l'accès est unique, la température tombe d'elle-même rapidement ; dans d'autres cas, elle persiste et oblige à cesser le babeurre.

Si chez certains enfants on continue à donner du babeurre malgré la fièvre, on peut voir apparaître du collapsus. Des vomissements et de la diarrhée profuse, glaireuse, accompagnent l'élévation thermique ou restent absents ; dans ce dernier cas l'hyperthermie est le seul signe d'intolérance, car les selles sont normales.

La fièvre peut ne se montrer qu'avec de fortes doses de babeurre. Parfois l'adjonction au babeurre d'un autre aliment la supprime, ou l'empêche d'apparaître.

Un auteur allemand, Schaps, a démontré que la fièvre manque, si, au lieu du babeurre sucré, on administre cet aliment avec de la farine d'avoine seulement.

Troubles gastro-intestinaux. — Ils consistent en une constipation qui ne présente aucun caractère de gravité, ou en diarrhée et vomissements qui peuvent être le prélude d'accidents plus sérieux, en particulier le collapsus.

Cachexie. — Divers auteurs ont signalé, à la suite d'un usage trop longtemps prolongé du babeurre, une déchéance générale de l'organisme. Le poids diminue, l'amaigrissement fait de rapides progrès si on ne supprime pas immédiatement ce mode d'alimentation.

INDICATION ET CONTRE-INDICATION DU BABEURRE

Il est utile, lorsqu'on conseille le babeurre, de se pénétrer de cette remarque que cet aliment ne doit pas être continué pendant une trop longue durée. Si les accidents qui ont justifié son emploi se sont amendés, il faut recourir à l'alimentation ordinaire, en ce faisant on évitera la plupart des accidents signalés plus haut et on tirera du babeurre tout le bénéfice cherché. Le babeurre n'est donc jamais indiqué chez l'enfant normal. Il serait, en pareil cas, susceptible de provoquer le rachitisme à brève échéance. Quelles sont donc les indications formelles du babeurre ?

D'abord le spasme du pylore et les vomissements incoercibles des nourrissons. Il paraît faire merveille dans ces affections, si on prend soin de le faire absorber par petites doses rapprochées au début du traitement pour arriver progressivement aux doses normales.

En second lieu, les dyspepsies gastro-intestinales qui suivent les crises aiguës de diarrhée, et qui mènent à l'athrepsie. Cela revient à dire que le babeurre est indiqué dans tous les cas où le lait pur, voire même dilué, ne réussit pas et au moment de la reprise de l'alimentation, après des troubles gastro-intestinaux.

En revanche, il y a presque unanimité à déconseiller l'emploi du babeurre dans les gastro-entérites aiguës. On court à un échec certain, car les vomissements et la diarrhée persistent, augmentent même, et la fièvre s'allume avec une grande intensité.

Il faut donc attendre quelques jours, jusqu'à ce que l'intolérance gastrique ou intestinale ait cessé, en un mot que la période d'état se soit calmée, pour recourir au babeurre.

L'inefficacité de cet aliment se comprend très bien en pareille circonstance, si on se rappelle la richesse du babeurre en caséine, substance éminemment putrescible qui apporte de nouveaux éléments de nutrition aux nombreux microbes qui pullulent dans le tube digestif.

Enfin, il faut suspendre immédiatement l'emploi du babeurre, lorsqu'il provoque un des accidents étudiés plus haut.

LE KÉPHYR

C'est un liquide obtenu par l'action sur le lait complet, non baratté ni écrémé, d'un ferment originaire du Caucase. Ce ferment se présente sous l'aspect macroscopique de masses arrondies, tomenteuses, ressemblant à des têtes de choux-fleurs.

Les grains de képhyr renferment trois espèces de micro-organismes :

1° Des cellules de levure analogues à celles de la levure de bière ;

2° Des bactéries sporulées sous forme de bâtonnets ;

3° Une petite bactérie très voisine du bacille butyrique.

On y rencontre également du ferment lactique et des cocci en chaînettes.

Le képhyr se prépare ordinairement avec du lait de vache. Gilbert et Chassevant ont conseillé de centrifuger le lait pour le débarrasser du beurre afin de rendre le képhyr plus digestif. On a également recommandé pour la même raison de faire bouillir le lait avant de l'ensemencer avec les grains de képhyr.

La préparation scientifique du képhyr exige des précautions très minutieuses si on veut obtenir un liquide toujours identique à lui-même et possédant un pouvoir thérapeutique certain.

Le képhyr que l'on trouve dans le commerce est un liquide de coloration blanchâtre. Sa saveur est d'autant plus aigrelette que la fermentation a été poussée plus loin.

Abandonné à lui-même, il doit se séparer en deux couches s'il a été convenablement préparé : l'une supérieure formée par du sérum verdâtre, l'autre inférieure, contenant de la caséine coagulée en fins grumeaux.

Le képhyr est dit gras lorsque le lait n'a pas été centrifugé, il est maigre dans le cas contraire.

Il y a trois espèces de képhyr, gras ou maigre, qui diffèrent les unes des autres par leur richesse en acide lactique et par leurs propriétés thérapeutiques.

Le numéro 1 est constipant ; le numéro 2, indifférent ; le numéro 3, laxatif.

L'analyse chimique donne les proportions suivantes pour chaque variété de képhyr :

KÉPHYR MAIGRE

	N° 1.	N° 2.	N° 3.
	gr.	gr.	gr.
Acidité (en acide lactique). . . .	7,000	7,44	8.46
Matières (en azote.	0,58	0,104	»
albuminoïdes ' en albumine. . .	3,52	4,224	»
Lactose.	37,35	35,20	32,20

KÉPHYR GRAS

	N° 1.	N° 2.	N° 3.
	gr.	gr.	gr.
Acidité (en acide lactique). . . .	3.48	6,51	6.88
Matières ｜ en azote.	0,474	0,884	0,916
albuminoïdes ｜ en albumine. . .	2,84	5,30	5.502
Lactose.	46,60	38,00	37,86

Outre ces substances, le képhyr, grâce à la présence de levure, renferme encore de l'alcool et de l'acide carbonique provenant de la fermentation de l'acide lactique.

Les propriétés du képhyr découlent de sa composition ; c'est, comme le babeurre, un aliment autant qu'un médicament. Sa valeur nutritive est due aux substances albuminoïdes et sucrées.

Son action thérapeutique est analogue à celle du babeurre. La caséine s'y retrouve à l'état de fines particules ayant subi en partie, suivant certains auteurs, un début de transformation en peptone.

S'il s'agit de képhyr maigre, la faible teneur en matière grasse augmente sa digestibilité.

L'acide lactique intervient comme antiseptique du tube digestif ; l'alcool et l'acide carbonique à faible dose sont des eupeptiques ; ce dernier est même un anesthésique de la muqueuse gastrique. Si on se rappelle, enfin, que le képhyr n'est pas stérilisé après la fermentation, il est permis de supposer que la présence des microorganismes vivants, cellules de levure, ferments lactiques, viennent accroître ses propriétés antiseptiques en transformant dans un sens favorable la flore intestinale.

La principale indication du képhyr en pédiatrie est l'intolérance gastrique. Pris à petite dose et glacé, il arrête en général les vomissements qui ont résisté aux moyens habituellement employés. Il est à recommander en outre dans toutes les affections accompagnées de vomissements où le lait constitue le seul aliment pouvant être administré sans danger.

LE KOUMYS ET LE YOGHOURT

C'est du lait de jument ayant subi une fermentation analogue à celle du képhyr. Son emploi en thérapeutique infantile n'est pas à conseiller.

Quant au lait caillé, yoghourt, il ne convient qu'aux enfants de la seconde enfance dans des cas bien déterminés, tels que certaines formes d'entérocolite muco-membraneuse.

DEUXIÈME PARTIE

CHAPITRE I

LA LUTTE CONTRE LA MORTALITÉ INFANTILE

Il ne se passe guère de semaines, depuis déjà plusieurs années, où, dans les sociétés savantes, dans les publications scientifiques et même dans les journaux politiques, on ne signale le péril qui menace la France et lui fait perdre peu à peu son rang parmi les grandes nations, je veux dire la dépopulation. Elle étend ses ravages sous deux formes : la diminution de la natalité d'une part, l'effrayante mortalité infantile d'autre part, aussi bien dans les villes que dans les communes rurales. D'après Bertillon, de 1896 à 1900, par année et en moyenne, il est mort 134.434 enfants de zéro à un an.

Des esprits clairvoyants ont signalé le moment assez rapproché, où les campagnes resteront incultes faute de bras pour cultiver la terre et où l'industrie nationale, malgré ses progrès dus à l'outillage de plus en plus perfectionné, périclitera fatalement par le manque d'hommes. L'heure est venue de tenter un dernier effort, de se ressaisir, et si la cherté de la vie, l'amour du bien-être, apportent un obstacle à la fondation de nombreuses familles, au moins pouvons-nous pallier au danger d'une natalité insuffisante par la protection des enfants avant leur naissance et pendant la période la plus exposée de leur existence. Ce n'est certes pas le remède idéal, car il ne s'adresse qu'à une seule cause de notre affaiblissement en laissant l'autre intacte, et non la moins importante, le déficit causé par un nombre restreint de naissances.

Le problème à résoudre est donc le suivant : d'une part, s'efforcer de diminuer le nombre des naissances avant terme, l'élevage d'un prématuré étant chose délicate, parsemée de difficultés, c'est la puériculture avant la naissance; d'autre part, protéger la vie du nouveau-né contre les accidents multiples qui font de sa première année une période particulièrement dangereuse pour son existence, c'est la puériculture après la naissance.

Ces deux parties du problème, à la solution desquelles des médecins et des philanthropes ont attaché leur nom d'une façon impérissable, méritent d'être étudiées successivement.

CHAPITRE II

PUÉRICULTURE AVANT LA NAISSANCE

Elle a pour objet d'éloigner de la mère toutes les raisons capables de provoquer la naissance avant terme ou celle d'un enfant à terme, mais ayant un poids inférieur à la normale, du fait du surmenage physique de la parturiente pendant les derniers mois de la grossesse ou de certaines complications d'ordre pathologique, qu'une surveillance attentive aurait pu éviter.

Nombreuses sont les causes qui agissent sur le produit de conception pour l'empêcher d'arriver à échéance. Il y a la syphilis, l'alcoolisme, toutes les intoxications industrielles dépendant du travail des femmes dans les usines où l'on manie des substances toxiques, le plomb sous ses différents composés, par exemple.

Contre de pareilles causes et surtout les deux premières, parce qu'elles dépendent autant de l'homme que de la femme, il est souvent difficile d'apporter un remède efficace.

Mais il en est d'autres, dont l'importance est grande et qu'il n'est pas impossible de combattre avec de fortes chances de succès. Ce sont les suivantes :

L'avortement spontané et l'accouchement prématuré, résultats d'un manque de repos. Une femme de la classe ouvrière, obligée de fournir au cours d'une grossesse le même travail qu'en temps ordinaire est naturellement exposée à expulser son fœtus avant le terme normal ;

La mortinalité, suite d'accouchements pénibles par rétrécissements du bassin, par présentations vicieuses, par tumeur, par maladie de la mère telle que l'albuminurie : circonstances la plupart du temps ignorées pendant la grossesse et dévoilées brutalement au moment de l'accouchement.

La stérilité de la femme, conséquence d'une infection qui a compliqué un accouchement effectué dans un milieu déplorable au point de vue du confort, de l'hygiène et des soins à donner.

Quelles mesures à opposer à cet ensemble de conditions défavorables ? Elles sont de deux sortes : les unes revêtant un caractère légal, ou prises par des administrations publiques ; les autres, fruit de l'initiative privée, souvent plus complètes et plus efficaces que les premières.

C'est à la suite des travaux du professeur Pinard et de ses élèves montrant l'influence néfaste du travail des femmes enceintes poursuivi jusqu'aux derniers jours de la grossesse sur la naissance à terme de l'enfant, sur son poids et sur sa résistance organique, que les pouvoirs publics se sont émus et ont cherché à venir en aide aux femmes forcées de travailler durant leur parturition.

La question du repos des femmes est très compliquée, au point qu'elle paraît tout d'abord insoluble. La Commission législative de la dépopulation l'a étudiée, des projets de loi ont vu le jour, mais aucune solution pratique n'a été déposée. Elle a été discutée en dernier lieu devant le Sénat, M. Strauss a montré la nécessité de l'intervention de l'État, mais le ministre des Finances est venu, chiffres à l'appui, prouver que l'application de cette mesure coûterait des millions difficiles à trouver dans un budget déjà fortement chargé.

Du côté de l'État, il n'y a donc rien à espérer ; les lois protectrices de la femme restent en souffrance et il est à craindre qu'elles ne soient encore pour de nombreuses années enfouies dans les casiers.

Mais ce que ne peut faire l'État, faute de ressources suffisantes, les communes et certaines administrations d'assistance peuvent l'accomplir, au grand profit des intéressées, avec le concours de la charité privée.

Comment pratiquer la puériculture intra-utérine ?

Quels sont les moyens les plus simples, les moins onéreux pour assurer aux femmes nécessiteuses la venue d'un enfant bien portant et viable et pour les mettre à l'abri des complications susceptibles de les rendre stériles dans l'avenir?

D'abord procurer aux femmes anémiées, fatiguées ou surmenées par un travail exécuté debout, un repos absolu pendant au moins les dernières semaines de leur grossesse.

Ensuite reconnaître, à une période aussi rapprochée que possible du début de la grossesse, les tares pathologiques, albuminuries, bassins viciés, etc..., des femmes dont l'accouchement semble devoir être difficile, afin de les soumettre à une surveillance attentive. C'est là le but des consultations dites obstétricales.

Enfin, venant compléter la consultation obstétricale qui a permis de faire un triage parmi les parturientes dont la délivrance risque de leur être funeste, l'installation d'une maternité qui recevra les futures mères, aussi bien celles pour lesquelles le repos est nécessaire, lorsqu'elles ne peuvent le trouver à leur domicile, que les autres admises pour une raison d'ordre pathologique.

Repos des femmes. — Il ne suffit pas de tenir à une femme qui vit de son travail le propos suivant : Vous êtes enceinte, le travail à l'usine nuit à votre santé comme à celle de l'enfant que vous allez mettre au monde, vous êtes fatiguée, surmenée, vous devez vous reposer. Il faut encore promettre à cette même femme que son salaire ne lui manquera pas pendant tout le temps que vous l'éloignerez de ses occupations ordinaires, non pas un salaire réduit, juste suffisant pour ne pas mourir de faim, mais un salaire intégral. Alors vous obtiendrez tout ce que vous voudrez et vous pourrez prolonger aussi longtemps que vous le jugerez nécessaire la période de repos, avant comme après l'accouchement.

Pour assurer le salaire intégral, il faut de l'argent, ce n'est pas à l'État que vous le réclamerez, il en est dépourvu, mais à plusieurs collectivités ou personnalités. A la fois à la commune où habite la femme, au Bureau de bienfaisance, aux commissions des hospices, aux sociétés de secours mutuels et enfin aux industriels employant l'ouvrière. Cela revient à demander une petite part contributive à un grand nombre d'organismes. En ce faisant on arrivera, sans grands sacrifices de la part de ceux qui contribueront à former la somme utile, à procurer le repos à la femme pendant les dernières semaines de la grossesse.

Consultation obstétricale. — Le repos constitue donc le premier moyen de lutte contre la mortalité intra-utérine. La consultation obstétricale en est le second. Il serait à souhaiter que, dans une ville grande ou petite, toutes les femmes dont le ménage est inscrit sur le registre du Bureau de bienfaisance, les filles-mères, les femmes miséreuses qui pour une raison ou une autre ne bénéficient pas de l'Assistance médicale gratuite, vinssent au début et dans le cours de leur grossesse se faire examiner par le médecin ou la sage femme chargés de la consultation obstétricale. C'est là que les tares pathologiques seraient diagnostiquées avant le moment où elles deviennent particulièrement graves, que la nécessité de cesser le travail pour éviter un avortement ou un accouchement prématuré serait également reconnue. C'est là que se ferait la distinction entre les femmes robustes qui peuvent sans crainte continuer à travailler et celles dont l'état malingre et chétif ou encore morbide réclame une surveillance médicale. Aux premières on se contentera de leur donner des conseils et la recommandation de revenir à la visite si elles éprouvent quelques symptômes nouveaux ; pour les secondes on prendra les dispositions utiles qui leur permettront de mener à bien leur grossesse. Ces dispositions utiles seront ou bien le repos chez elles avec leur salaire intégral servi comme je l'ai indiqué plus haut ou bien l'hospitalisation dans une maternité.

Pour engager les femmes à suivre les consultations obstétricales, il faut les y attirer par des avantâges consistant en une distribution de primes, layette pour enfant, bon d'accouchement, etc.

La consultation obstétricale gagnerait aussi à être permanente ; une femme doit pouvoir s'y présenter à toute heure du jour, avec un minimum de dérangement pour elle, et à l'abri du secret professionnel relatif à son état, si tel est son désir.

Les frais sont relativement peu élevés ; ils consistent dans le traitement de la sage-femme qui, chez elle ou logée à la maternité, se tient continuellement à la disposition des visiteuses, et dans les dépenses occasionnées par les primes. L'intervention du médecin n'a lieu que dans les circonstances graves ; et lui aussi mérite une rémunération, laquelle est fixée par un traitement annuel ou proportionnel au nombre de ses interventions.

Reste enfin la question de la *Maternité*.

Le but de cet établissement doit se réduire à donner un asile momentané aux femmes enceintes chez lesquelles un repos plus ou moins prolongé a été reconnu indispensable, repos qu'elles ne peuvent trouver à leur domicile, et aux femmes en couches présentant une difficulté obstétricale telle qu'elles risqueraient leur vie et celle de leur enfant en accouchant chez elles.

Dans toutes les grandes villes la maternité est déjà installée, elle existe à l'hôpital ; dans les petites villes elle peut être établie avec peu de frais puisqu'il n'est besoin que d'un très petit nombre de lits. La sage-femme est logée à la maternité, le médecin a la haute main sur l'établissement et sur le personnel qui se trouve très réduit.

Les frais de fonctionnement de la consultation obstétricale et de la maternité sont couverts par la commune. Celle-ci peut recevoir dans ce but des subventions départementales, des secours de personnes charitables ou même des industriels qui ont intérêt à conserver nombreux et robuste le personnel dont ils ont besoin.

L'organisation complète, telle que je viens de l'exposer, fonctionne avec le plus grand succès à Wasquehal, commune du département du Nord, de 7.000 habitants, dont la grande majorité est composée d'ouvriers travaillant dans les tissages. Le médecin chargé du service touche 500 francs par an. La sage-femme, logée à la maternité, touche 60 francs par mois; une femme de journée, faisant le gros travail de propreté, reçoit 25 francs par mois. Tous les travaux d'aménagement de la maternité, y compris le mobilier et jusqu'au dernier instrument, se sont élevés à 13.702 francs.

La pharmacie, les objets de pansement ont été laissés au compte de l'Assistance médicale gratuite.

La question budget a été réglée de la façon suivante. Les industriels se sont engagés à donner 1 franc par jour à celles de leurs ouvrières qui entreraient à la maternité sur la prescription du médecin directeur et ce pour le nombre des journées qu'elles y devraient rester, toujours sur l'avis dudit médecin. Un riche philanthrope, enfant du pays, M. Clément Béthune, a bien voulu ajouter 1 franc à cette somme, et la municipalité de Wasquehal a pris à sa charge le complément à faire pour assurer à chaque hospitalisée son salaire intégral.

Pendant la première année de fonctionnement la somme totale dépensée a été de 3.284 francs : ce chiffre comprend tous les frais possibles, quels qu'ils soient, traitement du personnel, salaire intégral des malades, etc.

Sur les 168 femmes qui ont accouché à Wasquehal du 11 juin 1908, date de l'ouverture de la maternité et de la consultation obstétricale, au 11 juin 1909, 33 seulement ont été hospitalisées.

J'extrais ces renseignements du rapport du D᷾ Potelet, inspecteur d'hygiène du département du Nord; il donne en outre un résultat statistique très intéressant, c'est le suivant : les naissances relevées du 11 juin 1906 au 11 juin 1908 ont été de 301 soit 150 en moyenne pour chaque année : le nombre de celles qui ont été enregistrées du

11 juin 1908 au 11 juin 1909 a été de 168 soit un gain de 18 enfants.

Il serait curieux de savoir si parallèlement la quantité de morts-nés, d'accouchements prématurés, d'avortements, a diminué.

L'Administration du Bureau de bienfaisance de Lille a organisé des consultations obstétricales où toutes les femmes secourues peuvent venir se faire examiner à une période quelconque de leur grossesse. Si le médecin chargé de ces consultations prévoit chez elles un accouchement laborieux, il les engage vivement à entrer à la maternité de l'hôpital de la Charité.

Voilà quelques exemples de ce que peuvent faire les administrations publiques en faveur des femmes enceintes dans le but de sauvegarder leur existence et celle de leur enfant. Dans toute la France, on voit peu à peu se perfectionner la lutte contre la mortalité infantile *in utero*. C'est ainsi que sur une proposition de M. Strauss le Conseil municipal de Paris a décidé la création, pour les femmes enceintes, d'un asile dortoir, qui a reçu le nom d'asile Michelet. Elles peuvent. comme dans les maternités des hôpitaux de Paris où de nombreux lits ont été réservés aux femmes enceintes malades, ne point donner leur nom.

Enfin des institutions privées concourent au même but. A Paris, à Lyon, à Bordeaux, à Nantes et dans d'autres villes existent des asiles-ouvroirs réservés aux femmes miséreuses ou souffrantes, sur le point d'accoucher.

On peut donc résumer de la façon suivante la mise en pratique de la puériculture avant la naissance.

S'efforcer de soumettre à une surveillance médicale toutes les femmes mariées ou filles-mères qui deviennent enceintes et que leur condition de fortune empêche de recevoir les soins nécessaires pour accoucher dans des conditions telles que leur vie et celle de leur enfant ne soient point exposées.

C'est là le but des consultations obstétricales à qui revient le soin de faire une sélection entre les parturientes. Celles qui sont bien portantes reçoivent le minimum de secours ; celles qui sont malades sont admises dans une maternité qui les abritera avant, pendant et après l'accouchement, durant tout le temps nécessaire à leur rétablissement complet.

A ces dernières seulement, pour leur donner la sécurité du lendemain et les encourager à se soigner, on leur procurera le salaire autant que possible intégral, au moyen du concours combiné des communes, des administrations d'assistance, des industriels qui emploient les femmes en qualité d'ouvrières et au besoin de généreux particuliers.

Répartis ainsi sur un grand nombre de collectivités ou personnalités, les frais seront minimes pour chacune et l'application des mesures propres à sauver de nombreuses existences utiles entrera dans la période d'exécution fertile en heureux résultats.

CHAPITRE III

PUÉRICULTURE APRÈS LA NAISSANCE

La protection de la première enfance plus vieille en date que la puériculture *in utero* est arrivée grâce aux efforts du regretté professeur Budin, à un degré de perfectionnement que peu de sciences ont acquis avec une telle rapidité. Sur de nombreux points du territoire de la France, à la ville comme à la campagne, les consultations de nourrissons répandent dans la masse du peuple les saines notions d'hygiène infantile qui remplacent peu à peu les préjugés mal fondés et les pratiques purement empiriques touchant l'élevage des jeunes enfants. Les résultats de la lutte contre la mortalité infantile commencent à se faire sentir et nul doute qu'avec de la persévérance et le dévouement du corps médical, complètement acquis à cette œuvre humanitaire, on ne touche enfin au succès final : la sauvegarde de la vie si précieuse du nourrisson.

La protection de la première enfance est assurée

par des moyens légaux d'une part, par des sociétés dues à l'initiative privée d'autre part.

PROTECTION LÉGALE DE L'ENFANCE

Ce n'est pas d'hier que la nécessité de protéger l'enfant légalement est apparue aux pouvoirs publics. Vers 1362 s'ouvre pour les enfants trouvés le refuge de la « Couche ». En 1531, les enfants abandonnés à la porte de l'Hôtel-Dieu sont recueillis et placés dans des salles communes où ils succombent du reste en grand nombre. C'est alors que François 1er, sur les instances de Marguerite de Valois, fonda l'hôpital des « Enfants Dieu ».

En 1670, Louis XI créa l'hospice des Enfants trouvés. Il faut arriver à la fin du XVIIIe siècle pour voir une tentative d'organisation officielle, une protection effective de l'enfant et un encouragement sérieux à l'allaitement maternel en même temps qu'un secours donné aux femmes indigentes dans le but de diminuer le nombre des enfants abandonnés.

En effet, un décret de la Convention du 23 juin 1793 relatif aux secours à accorder « aux citoyens dans l'indigence et dont le soulagement est une des dettes les plus sacrées de la société » renfermait certains articles assurant des avantages pécuniers aux mères allaitant elles-mêmes leur enfant.

Toute femme privée de ressources recevait à domicile, pour frais de couches, une somme de 18 livres et une autre somme de 12 livres pour l'achat d'une layette si elle nourrissait son enfant au sein. « Les citoyens, dit le décret, qui se présentent aux Administrations de la République pour réclamer, au nom de l'enfant qui va naître, les secours qui lui sont dus, seront tenus de se soumettre à faire allaiter l'enfant par sa mère.

« Les mères ne pourront se dispenser de remplir ce devoir qu'en apportant un certificat de l'officier de santé par lequel il sera constaté qu'il y a impossibilité ou danger dans cet allaitement, soit pour la mère, soit pour l'enfant. Les mères qui ne pourront remplir ce devoir seront tenues de faire connaître le lieu où est placé leur enfant et d'indiquer le nom de la nourrice à qui elles l'ont confié. »

Votée dans un temps de troubles, cette loi ne fut jamais appliquée. Elle indique cependant que, déjà à cette époque, le souci de la sauvegarde de l'enfant avait attiré l'attention des législateurs, et que les avantages de l'allaitement maternel sur l'allaitement artificiel par la mère ou par une personne étrangère étaient reconnus et admis comme vrais.

Une longue période s'écoule alors pendant laquelle seule la charité privée vient en aide aux femmes et aux nourrissons. Il faut arriver à la loi du 23 décembre 1874, dite Loi Roussel, du nom du sénateur philanthrope qui sacrifia tous ses efforts à la faire voter, pour retrouver l'intervention de l'État dans la protection des enfants du premier âge.

Le règlement d'Administration publique, en date du 23 février 1877, assure son application sur tout le territoire de la France.

Nous donnons plus loin le texte complet de la loi Roussel, nous n'en retiendrons, dans cette discussion, que les articles qui intéressent la protection de l'enfance, tout en faisant remarquer qu'elle est journellement violée au grand préjudice de la santé des nourrissons.

Ému de la mortalité très élevée des enfants placés en nourrice et privés par conséquent des soins maternels, le sénateur Roussel avait fait entrer dans les articles de la Loi, toutes les précautions nécessaires pour assurer, d'une part le maintien de l'enfant près de sa mère pendant les premiers mois de la vie et, d'autre part, la surveillance légale des nourrices en même temps que des nourrissons, lorsque la mère ne pouvait garder près d'elle son enfant.

C'est ainsi que l'article 8 déclare que « toute personne qui veut se placer comme nourrice sur lieu, est tenue de se munir d'un certificat du maire de sa résidence, indiquant si son dernier enfant est vivant et constatant qu'il est âgé de sept mois révolus, ou, s'il n'a pas atteint cet âge, qu'il est allaité par une autre femme.

« Toute déclaration ou énonciation reconnue fausse dans lesdits certificats, entraîne l'application au certificateur des peines portées au paragraphe premier de l'article 155 du Code pénal. »

Voilà un article que les nourrices sur lieu violent au vu et au su des maires des communes, qui délivrent le certificat demandé par la nourrice, avec la complicité des bureaux de nourrices et des autorités sous la surveillance desquels ils sont placés et que les familles qui la gagent paraissent ignorer complètement. Si une femme désirant se placer comme nourrice devait attendre que son enfant ait sept mois révolus, ou si elle se trouvait dans l'obligation de confier son propre enfant à une nourrice au sein, elle aurait rarement l'occasion de transformer, comme le dit le professeur Pinard, « son lait en denrée commerciale », car peu de familles accepteraient de gager une nourrice vieille de sept mois pour allaiter un nourrisson de quelques jours. L'application intégrale de cet article serait la suppression plus que certaine de l'allaitement mercenaire sur lieu. Verrait-on pour cela un plus grand nombre de mères nourrir elles-mêmes leur enfant ? Cela n'est guère probable. Dans le

milieu social où l'on prend une nourrice, beaucoup de femmes, sous le faux prétexte d'éviter un
surcroît de fatigues ou pour conserver leur genre
de vie et leurs relations mondaines, sacrifieraient
leur rôle et leur devoir de nourrice en recourant
au biberon. Or, il est admis par tout le monde, en
se basant sur l'expérience que l'allaitement mercenaire avec ses aléas, ses défauts inhérents à la
personne même de la nourrice choisie est encore
de beaucoup supérieur à l'alimentation au lait de
vache.

Cet article, dont l'application fut vivement attaquée au sein même de l'Académie de médecine et
admirablement défendue par le professeur Pinard,
est comme nous venons de l'indiquer l'achemine-
ment vers la suppression de l'allaitement mercenaire. En vertu de ce principe déclaré hautement
et à juste titre par Th. Roussel : « Tout ce qui
éloigne l'enfant de la mère le met en état de souffrance et en danger de mort », il faut donc s'efforcer d'assurer, malgré des situations sociales qui
méritent certes d'entrer en ligne de compte, de
conserver à l'enfant le lait maternel auquel il a
droit.

Le Dr Porak chercha à faire abaisser à trois
mois, puis à cinq au lieu de sept, le délai pour
l'abandon de l'enfant à une nourrice étrangère ;
mais son argumentation ne put entraîner la convic-

tion de l'Académie de médecine, qui proposa alors, non comme aggravation de l'article 8, mais dans le but exclusif de conserver à la loi son caractère de protection effective et de faciliter son application par les maires des communes, la rédaction suivante :

« Toute personne qui veut se placer nourrice sur lieu est tenue de se munir d'un certificat du maire de sa commune indiquant si son dernier enfant est vivant ou décédé et, s'il est vivant, constatant qu'il est âgé de sept mois révolus. »

Cette rédaction supprime bien la possibilité pour la femme qui désire se placer nourrice sur lieu de confier son enfant à une nourrice au sein, mais on sait qu'un des principaux reproches faits par les partisans de la loi Roussel, à l'article 8, tel qu'il existe encore actuellement, c'est l'indulgence trop grande, sans contrôle sérieux, avec laquelle les maires des communes acceptent la déclaration de la femme assurant que son enfant, une fois qu'elle l'aura quitté, sera confié à une autre mère nourrice au sein.

La modification apportée au paragraphe II de l'article 8 par l'Académie de médecine mérite donc d'être acceptée, car elle complète les dispositions de la Loi en renforçant, comme l'a déclaré le professeur Pinard, son rôle essentiellement et uniquement protecteur.

L'article 9 complète les dispositions de l'article 8 par les mesures suivantes :

« Toute personne qui a reçu chez elle, moyennant salaire, un nourrisson ou un enfant en sevrage et en garde, est tenue sous les peines portées à l'article 346 du Code pénal :

« 1° D'en faire la déclaration à la mairie de la commune de son domicile, dans les trois jours de l'arrivée de l'enfant et de remettre le bulletin mentionné à l'article 7.

« 2° De faire, en cas de changement de résidence, la même déclaration à la mairie de sa nouvelle résidence ;

« 3° De déclarer, dans le même délai, le retrait de l'enfant par ses parents, ou la remise de l'enfant à une autre personne pour quelque cause que cette remise ait lieu ;

« 4° En cas de décès de l'enfant, de déclarer ce décès dans les vingt-quatre heures. »

Cette déclaration à la mairie par la personne qui prend l'enfant en garde, a pour but de faire surveiller le nourrisson par un médecin désigné par le préfet, dit médecin inspecteur. Ce dernier doit visiter l'enfant deux fois par mois pendant les six premiers mois du nourrisson, une fois par mois jusqu'à un an et demi, et à toute réquisition du maire. Mention de sa visite est faite sur un registre délivré à la nourrice par le maire de la commune.

Les prescriptions renfermées dans l'article 9 sont également loin d'être observées. Dans certaines villes, à Lille, par exemple, il existe un grand nombre de femmes que l'on appelle soigneuses ; elles prennent des enfants en garde et ne font aucune déclaration à la mairie, pas plus que les mères du reste, qui leur confient leur enfant. Privés de la surveillance médicale, les enfants sont dans la très grande majorité des cas soumis à une hygiène tant alimentaire que générale des plus défectueuses, et ne tardent pas, après une ou plusieurs crises de gastro-entérite, à venir échouer en pleine athrepsie dans les services hospitaliers où ils succombent. Les soigneuses prennent la sage précaution de se débarrasser de l'enfant dont elles ont la garde avant qu'il ne soit mort ; elles échappent ainsi à la pénalité prévue par l'article 11 de la loi Roussel :

« Toute personne qui exerce, sans autorisation, la profession de gardeuse ou qui néglige de se conformer aux conditions de l'autorisation et aux prescriptions des règlements est punie d'une amende de 16 à 100 francs. En cas de récidive, la peine d'emprisonnement prévue par l'article 48 du Code pénal peut être prononcée. »

Voilà donc une seconde violation de la Loi protectrice de l'enfance, violation dont le résultat est, pour Lille en particulier, la mort d'un nombre considérable d'enfants que l'on peut, sans exagération, fixer à une bonne centaine par an.

La loi Roussel, dont nous venons de voir les principales dispositions, ne s'applique en définitive qu'aux enfants des nourrices mercenaires et n'étend pas ses avantages à une catégorie de nourrissons protégés par une autre loi, celle du 27 juin 1904, relative au service des Enfants assistés. De ce côté cependant, elle trouverait, comme nous allons le démontrer, de multiples applications où sa bienfaisante intervention pourrait se faire sentir.

La loi du 27 juin 1904 comprend, outre les enfants en dépôt, en garde et les pupilles de l'Assistance publique, des enfants dits secourus, c'est-à-dire ceux que leur mère ne peut pas nourrir ni élever, faute de ressources, et en faveur desquels est accordé un secours temporaire institué en vue de prévenir leur abandon.

Les femmes veuves, divorcées ou abandonnées par leur mari, les filles-mères, peuvent obtenir un secours qui varie, suivant les départements, entre 6 et 15 francs par mois.

Mais là s'arrêtent les dispositions de la loi. L'enfant, dont la mère profite de ces largesses, n'est soumis à aucune surveillance médicale, sauf en cas de maladie le frappant au-dessous de l'âge de deux ans, et reste exposé, au cours de sa première année, pendant toute la durée de son allaitement au sein ou le plus souvent au biberon, alors que les conseils seraient si utiles à la mère, à toutes les affections gastro-intestinales, résultats ordinaires d'une hygiène alimentaire défectueuse.

Il paraît donc rationnel d'étendre à ces enfants les mesures de protection établies par la loi Roussel, c'est-à-dire la visite mensuelle ou bi-mensuelle par le médecin inspecteur désigné à cet effet. Cette lacune a, du reste, attiré l'attention des législateurs à la suite des observations présentées par de nombreux médecins. Un projet de loi est actuellement déposé au Sénat, dans lequel il est stipulé que les enfants secourus devront être visités régulièrement au même titre et dans les mêmes conditions que ceux tombant sous le coup de la loi Roussel. Il est à souhaiter que la discussion et le vote de cette importante modification ne tardent pas trop.

Que faut-il conclure de ce qui précède ? D'abord et avant tout la nécessité d'assurer le respect de la loi Roussel complétée en ce qui concerne l'article 8, par la rédaction votée à l'Académie de médecine et que nous avons indiquée.

Appliquée d'une façon rigoureuse aux enfants confiés par leur mère à des soigneuses qui omettent les unes et les autres de faire la déclaration à la mairie de leur résidence, ainsi qu'aux enfants soignés par leurs grands-parents, elle devient une loi très voisine de la perfection dont l'effet salutaire continuera à porter ses fruits.

Enfin, étendue aux enfants secourus par les budgets départementaux, suivant les dispositions de la Loi du 27 juin 1904, elle élargira encore le cadre de son application en faisant partager ses bienfaits à un plus grand nombre de nourrissons.

ŒUVRES PRIVÉES

Malgré les efforts des législateurs philanthropes pour garantir une protection légale à l'enfance on peut dire, sans crainte d'être démenti, que les résultats obtenus par les œuvres dues à l'initiative privée sont de beaucoup plus favorables au but cherché. Certaines d'entre elles, comme les Sociétés de Charité maternelle, sont plus anciennes de cent ans que l'intervention de l'État et ont déjà fait en faveur de l'enfance, au moyen de ressources relativement restreintes, des prodiges, si on compare les sommes d'argent qu'elles ont dépensées, les secours qu'elles ont distribués, le nombre d'enfants qu'elles ont protégés et sauvés d'une mort certaine, avec les fonds donnés par l'État ou les pouvoirs publics et les mesures légales prises pour concourir au même but, la sauvegarde de l'enfant.

Toutes ces œuvres, quelles qu'elles soient, dont nous allons étudier rapidement l'organisation, méritent à tout point de vue de retenir l'attention de ceux qui, favorisés par la fortune, peuvent leur apporter l'appui de leur concours désintéressé et de leur libéralité.

CHARITÉ MATERNELLE

La plus ancienne comme date est la Société de Charité Maternelle. L'idée de sa fondation revient à Beaumarchais, qui proposait la création d'un Institut de Bienfaisance vers lequel toute femme reconnue pauvre puisse venir dire, son enfant au sein : « Je suis mère et nourrice, je gagnais vingt sous par jour, mon enfant m'en a fait perdre douze. Vingt sous par jour font trente livres par mois, offrez à cette mère neuf francs ; avec les neuf livres qu'elle ne donnera plus à une étrangère, en voilà dix-huit de retrouvées. La mère aura bien peu de courage si elle ne gagne pas huit sous par jour en allaitant, voilà les trente livres retrouvées. »

Et il ajoutait : « Donnez gaiement pour le bon lait, et nous irons à la bienfaisance. Quand je devrais être traité d'homme vain, d'ignorant, de sot auteur, j'y mettrai tout mon Figaro ! ».

La cinquantième représentation du *Mariage de*

Figaro fut donnée le 2 octobre 1784 au profit de l'œuvre qu'il voulait fonder.

Des ressources suffisantes lui manquèrent pour mettre son projet à exécution mais, quelque temps après, Mme d'Outremont Fougeret, aidée de la duchesse de Cossé, supérieure des Enfants trouvés, reprenait l'idée de Beaumarchais et fondait la Société de Charité Maternelle.

Son but était « d'assister à domicile les mères pauvres en couches, de les seconder dans les premiers soins à donner aux nouveau-nés et d'empêcher l'abandon des enfants légitimes à l'Hospice des Enfants trouvés ». Le succès encouragea les fondatrices. En mai 1788, la reine Marie-Antoinette prenait la Société sous sa protection, et en 1791, l'Assemblée Nationale Constituante lui accordait un secours mensuel de 2.000 livres.

Cette Société fut dissoute en 1793 ; sa fondatrice, complètement ruinée pendant la période de troubles, dut elle-même s'enfuir de Paris.

En 1801, la Société se reforma et depuis ce temps elle continue à fonctionner. Elle fut subventionnée par Napoléon Ier et par le gouvernement de la Restauration, actuellement elle touche 7.000 francs du ministère de l'Intérieur.

En 1895, elle remania ses statuts. Seules les femmes mariées sont admises à l'Assistance de la Société, les secours consistent en layettes, en berceaux, en trousseaux et en sommes d'argent. Des filiales existent à Lille depuis 1817, à Douai depuis 1850, et dans les départements du Pas-de-Calais à Saint-Omer et à Calais.

On pourrait reprocher aux Charités Maternelles l'abandon de la fille-mère qui se trouve souvent privée de ressources dans un moment où son faible gain lui est devenu particulièrement nécessaire et où, faute d'argent, elle négligera les soins à donner à un enfant, auteur irresponsable de sa misère, et aussi la non surveillance de l'enfant une fois que les secours sont accordés à la mère. L'idéal serait d'adjoindre à la Société de Charité Maternelle une consultation de nourrissons et de répartir sur toute la première année de l'enfant, comme encouragement et aide à la mère les avantages qu'elle reçoit en une seule fois après l'accouchement. L'Œuvre de la Charité Maternelle semble donc être avant tout beaucoup plus profitable à la mère qu'à l'enfant et avoir surtout pour but la protection de celle-ci en négligeant trop souvent celui-là.

MUTUALITÉ MATERNELLE

La première Mutualité Maternelle fut fondée en 1866 à Mulhouse par Dolfus; en 1891, MM. Poussineau et Brylinski fondèrent la Mutualité Maternelle de Paris. La Société tire ses ressources des membres bienfaiteurs et honoraires. Les membres participantes comprennent les statutaires qui paient 3 francs par an et s'inscrivent au moins neuf mois avant l'accouchement ; elles ont droit à une indemnité hebdomadaire de 12 francs pour les quatre semaines suivant l'accouchement, à la condition qu'elles s'abstiennent de tout travail durant ce temps ; l'indemnité est portée à 15 francs pour toute mère ayant 6 enfants vivants. Une prime de 10 francs est ajoutée pour celles qui allaitent leur enfant.

Les extra-statutaires sont les femmes imprévoyantes qui ne s'inscrivent que dans le dernier mois de la grossesse. Elles paient 3 francs en une fois et touchent au moment de leur accouchement une indemnité totale de 15 francs plus une prime d'allaitement de 10 francs. Le montant de ces allocations est du reste variable selon les villes, et dans chacune d'elles, selon l'élévation du versement mensuel de la participante.

Durant la période de repos imposé à la participante, soit quatre semaines, comme nous l'avons indiqué, la mutualiste est visitée à domicile par les dames patronesses, qui s'assurent de la propreté du logement, de la literie et du vêtement, insistent pour que le nouveau-né soit nourri uniquement au sein. Ce délai passé, la surveillance de la mère et de l'enfant cesse ; si la première ne réclame plus de soins particuliers, puisqu'elle est considérée comme rétablie de son accouchement, le second au contraire mériterait de recevoir pendant plusieurs mois encore les conseils touchant son alimentation. Le reproche adressé aux Charités Maternelles, l'abandon de l'enfant, s'applique également aux Mutualités Maternelles, et cette lacune a si bien été comprise que quelques Sociétés de Mutualité et de Charité Maternelles trop rares encore, ont fondé une consultation de nourrissons, fréquentée par les enfants des membres participantes, ou se sont affiliées à des œuvres de protection de l'enfance proprement dites, qui continuent alors le but poursuivi, en prenant sous leur tutelle le nourrisson, le surveillent jusques et y compris la période de sevrage, encouragent l'allaitement maternel souvent abandonné par les femmes, dès qu'elles ont cessé de recevoir les secours auxquels elles ont droit comme membres des Mutualités.

Ainsi comprises et complétées par la protection de l'enfant, les œuvres de Charité et de Mutualité Maternelles poursuivent un double objectif dont les bienfaits se sont déjà fait sentir par un abaissement de la mortalité infantile, et même, chose très intéressante, ainsi que cela a été constaté à Dammarie-les-Lys par un accroissement de la natalité de 15 p. 100.

D'autres Sociétés, à peu près analogues aux précédentes cherchant, comme elles, la protection de la jeune mère et la sauvegarde du nourrisson, fonctionnent dans certaines villes. C'est ainsi que la Société de l'allaitement maternel, fondée par Mme Becquet, de Vienne, accorde aux mères nourrices des secours en nature pendant quinze mois.

L'Œuvre d'assistance maternelle et infantile gratuite de Plaisance assure aux femmes des travaux à domicile suffisamment rémunérés ainsi que des secours en nature.

Les Cantines maternelles, fondées en 1894 par M. Coullet, nourrissent gratuitement les mères, pendant toute la durée de l'allaitement.

Un grand nombre d'autres Sociétés ont également, pour but de venir au secours de la mère, nous ne pouvons toutes les citer ici, car beaucoup d'entre elles ne sont qu'indirectement des Sociétés protectrices de l'enfance, puisqu'elles s'occupent surtout des soins à donner aux nouvelles accouchées et cessent d'intervenir lorsque l'enfant est âgé de quelques semaines à quelques mois. Trop peu nombreuses sont celles qui dirigent leurs protégées vers une consultation de nourrissons ou encore en ont adjoint une à leur service de maternité.

CONSULTATIONS DE NOURRISSONS ET GOUTTES DE LAIT

Avec elles s'ouvre l'ère de la protection effective de l'enfance et en tête de leur étude nous devons citer le nom du regretté professeur Budin, qui fut non seulement leur créateur, mais qui consacra tous ses efforts et sacrifia tout son talent à multiplier leur nombre dans toute la France pour le plus grand bien des enfants et l'éducation des mères.

Budin fut en effet le premier accoucheur qui ait organisé en 1892 à l'hôpital de la Charité une consultation de nourrissons avec distribution de lait stérilisé.

Frappé de la mortalité considérable des enfants nés dans les maternités de Paris, Budin fit revenir à jour fixe, à la consultation de la Charité, les accouchées de son service avec leurs enfants dans le but de « diriger ces mères, et les engager à continuer l'allaitement au sein, et, dans le cas où cet allaitement deviendrait insuffisant, de les aider en leur donnant du lait de vache de bonne qualité et stérilisé ».

La première consultation de nourrissons était créée. Il faut dire cependant que Budin avait eu un précurseur. Le professeur Hergott, de Nancy, avait fondé en 1890 l'Œuvre de la maternité pour secourir les femmes accouchées dans son service et encourager l'allaitement maternel. Les enfants devaient être apportés à l'âge d'un mois ; pesés et examinés, on comparaît leur poids avec celui de leur naissance et on donnait aux mères une gratification variable suivant la manière dont les enfants étaient soignés et aussi selon le besoin de la famille.

Quelques mois seulement après la fondation de la consultation de nourrissons de la Charité, le Dr Variot organisait au Dispensaire de Belleville une distribution de lait stérilisé industriellement à prix réduit.

Enfin, en 1894, le Dr Dufour, de Fécamp, qui ignorait les innovations faites à Paris, fondait une consultation spéciale de nourrissons avec distribution de lait stérilisé, à laquelle il donna un nom pittoresque qui fit fortune, celui de « Goutte de lait ».

Tous les enfants riches et pauvres furent admis : les uns payant pour les autres. « Cette philanthropie très ingénieuse, dit Variot, donna un regain de popularité à l'idée des accoucheurs et M. Dufour a eu le grand mérite d'être le propagateur en province de ces institutions nouvelles qu'il fit accepter aussi bien par les médecins que par le grand public. Il prêcha une véritable croisade pour la fondation des gouttes de lait sur le type de la sienne et l'on ne saurait trop lui rendre justice. »

Entre la consultation de nourrissons de Budin et la goutte de lait de Variot à Belleville et de Dufour à Fécamp, il y avait donc cette différence que la première s'adressait exclusivement aux femmes accouchées dans le service de la Charité, ou à la Maternité, tandis que les secondes distribuaient le lait et aidaient de leurs conseils les femmes d'un quartier, d'une petite ville où l'on avait à déplorer une mortalité infantile très élevée du fait de l'abandon de l'allaitement maternel d'abord, de la mauvaise qualité du lait et de l'ignorance des mères ensuite. Les idées généreuses de ces trois innovateurs ne tardèrent pas à germer et maintenant il n'y a guère en France de ville où n'existent une ou plusieurs consultations de nourrissons, doublées ou non d'une goutte de lait.

Les opérations essentielles qui doivent trouver place dans le fonctionnement d'une consultation de nourrissons et d'une goutte de lait sont les suivantes.

1° Encouragement à l'allaitement maternel ;

2° La distribution, faute de mieux, du lait stérilisé ;

3° La pesée régulière hebdomadaire ou bimensuelle au moins des enfants ;

4° La consultation qui est en même temps l'école des mères.

Deléarde.15

Reprenons chacune de ces opérations pour les examiner en détail.

Encouragement à l'allaitement maternel.

Ce fut l'idée directrice de Budin lorsqu'il fonda la consultation de la Charité. Son but était d'insister près des femmes qui avaient commencé à allaiter leur enfant pour qu'elles continuent ce mode d'alimentation le plus naturel, le plus physiologique, pourrait-on dire, qui existe. La distribution de lait stérilisé ne se faisait que dans les cas de force majeure pour aider et non tarir un sein insuffisant.

Ce fut cependant une critique que l'on adressa aux consultations de nourrissons ou aux gouttes de lait. On y vit d'abord un encouragement à l'allaitement artificiel puisque la femme y trouvait un lait tout préparé et de bonne qualité, réparti en biberons adaptés à l'âge de l'enfant et distribués sous le contrôle d'un médecin.

Cette critique, déclarons-le tout de suite, est plus superficielle que réelle. Il n'est jamais venu à l'idée des fondateurs des gouttes de lait de supprimer l'allaitement au sein, ils le facilitent et par des récompenses, soit en nature, soit en espèces, par des conseils, des exhortations, ils démontrent sa supériorité incontestable. Tous ceux qui, après

Budin, organisèrent des consultations de nourrissons ne firent que suivre son exemple. Les statistiques sincères sont là pour démontrer que, grâce à l'intervention du médecin, le nombre des femmes allaitant leur enfant et fréquentant une consultation de nourrissons a sensiblement augmenté. Nous citerons comme preuve ce qui se passe au Bureau de bienfaisance de Lille où, depuis l'organisation des consultations on note 71 p. 100 d'allaitement maternel, alors qu'auparavant la proportion n'en était que de 40 p. 100. Partout on constate des résultats analogues. On peut donc déclarer hautement que loin de détourner l'enfant du sein de la mère par la distribution, dans certains cas bien définis, de lait stérilisé, la fréquentation d'une consultation est une sauvegarde pour le nourrisson à qui on s'efforce de conserver l'aliment naturel auquel il a droit.

Distribution de lait stérilisé.

Le D\u02b3 Dufour, en fondant la goutte de lait de Fécamp, écrivit ces très judicieuses paroles :

« Cette œuvre n'a été entreprise que faute de mieux, et on ne cesse de répéter aux intéressées qu'une mère de famille ne doit jamais pouvoir se reprocher de ne pas avoir tout fait pour allaiter son enfant. Pour atténuer les malheureux effets de l'allaitement artificiel il faut donner du bon lait et le faire prendre d'une manière convenable. » Cette dernière phrase justifie admirablement la distribution de lait stérilisé. L'élevage d'un enfant au biberon est chose délicate, difficile, et qui expose celui qui la subit à des accidents souvent mortels : la gastro-entérite dont les victimes ne comptent plus, tant elles sont nombreuses. De quelle qualité est le lait vendu dans les grandes villes ? Souvent très mauvaise ; altéré non seulement par l'addition d'eau, ou plus ou moins fortement écrémé, il est toujours pollué par des microbes en nombre considérable qui l'ont infecté au cours des manipulations et des transvasements qu'ils a subis depuis le moment de la traite jusqu'à celui de son emploi. Il est naturel d'admettre que l'absorption par l'enfant d'un aliment ne peut que lui être funeste et les troubles, si graves pour sa santé, qui en découlent, seront diminués, si on lui procure un lait dont la composition est normale, parce que vérifié et privé de germes nocifs par la stérilisation. Mais il y a plus, car ce bon lait peut devenir dangereux s'il est administré en trop grande quantité et c'est pourquoi la distribution aux mères de famille se fait en biberons dont le volume est mesuré suivant l'âge et les besoins de l'enfant. Le mal souvent inévitable de l'allaitement artificiel est donc rendu, grâce à ces précautions, aussi inoffensif que possible.

La pesée régulière de l'enfant.

C'est à force de répéter les mêmes conseils aux
mères que l'on arrive à les débarrasser des préjugés touchant l'élevage des enfants. C'est pourquoi
la visite hebdomadaire, au moins bimensuelle, est
nécessaire. Le médecin ne perd point le contact de
son petit protégé ; la balance lui rend compte, sans
duperie, des progrès du nourrisson ; elle le ren-
seigne sur la façon dont la mère a suivi les recommandations prescrites et lui permet de dépister,
avant qu'ils ne revêtent un pronostic fatal, les
désordres d'une mauvaise digestion. Si la pesée
des enfants élevés au sein, est suffisante deux fois
par mois, celle d'un enfant nourri au biberon est
nécessaire et indispensable une fois par semaine et
surtout pendant la saison chaude de l'année.

La consultation est en même temps l'école
des mères.

Ces derniers mots résument, en ce qui concerne
la mère, l'œuvre et le but des consultations de
nourrissons. Les reproches ou les encouragements
adressés à l'une d'entre elles sont entendus des
voisines, chacune en fait son profit et évite ainsi
à une prochaine maternité les fautes qu'elle avait

commises précédemment. Mais cette éducation, que la mère acquiert d'une façon aussi pratique que possible, sous la direction du médecin, elle s'étend aussi aux jeunes filles, aux jeunes femmes qui viennent puiser dans les consultations de saines notions, et se préparent ainsi à leur rôle d'éleveuses d'enfants. Les conseils répétés à satiété et donnés à d'autres pénètrent peu à peu dans leur esprit, ils se classent dans l'imagination si vive de la jeune fille pour revenir au jour en temps opportun.

N'est-ce pas surtout depuis l'extension prise par les consultations de nourrissons que l'on a vu les éléments de puériculture figurer dans les programmes d'enseignement des établissements de jeunes filles?

N'est-ce pas aussi assurer pour l'avenir un recrutement parfait de mères instruites dans l'art d'élever un enfant, et lutter avec de grandes chances de succès contre la mortalité infantile? Nous irons même plus loin, et nous dirons que répandre les notions de puériculture, c'est montrer la maternité sous un jour favorable, c'est dissiper les craintes qu'elle peut susciter chez une jeune femme, c'est étouffer chez elle certains scrupules mal fondés; en persévérant dans cette sage direction, on arrivera sans doute à enrayer l'effrayante diminution de la natalité en France.

Nous venons de voir ce qu'était une consultation de nourrissons doublée ou non d'une goutte de lait, nous avons démontré les avantages qui en découlaient pour la mère et pour l'enfant, nous voudrions maintenant en examiner le fonctionnement dans différents milieux, à la ville et à la campagne.

En ce qui concerne la ville, une consultation de nourrissons se conçoit difficilement sans distribution de lait, autrement dit sans goutte de lait. Pour la raison que nous avons signalée plus haut : la difficulté de se procurer dans les agglomérations urbaines, un lait de bonne qualité exempt de coupage ou d'altération quelconque, et aussi parce que la plupart des femmes du peuple habitant la ville y travaillent et gagnent leur vie hors de chez elles, à l'usine ou dans de grands ateliers. Mais il n'en faudrait pas conclure que la consultation de nourrissons, réservée exclusivement aux mères nourrices, ne tient qu'un rôle effacé. Si l'on vient suffisamment en aide à la jeune mère en lui distribuant des vêtements pour son enfant, en la gratifiant, à la condition qu'elle nourrisse au sein, de dons en nature ou en argent, on arrivera souvent, à condition que le mari ait un salaire suffisant, à lui faire abandonner l'usine pendant la période de l'allaitement. Elle n'y perd pas toujours, loin de là, car si elle confie son enfant à une étrangère pour se livrer à son travail, elle est obligée de payer cette dernière et la somme qu'elle lui verse chaque quinzaine est à peu de chose près celle qu'elle gagne comme salaire. Les secours donnés par la consultation de nourrissons à de pareilles femmes produiront donc ce résultat : un encouragement réel à l'allaitement maternel et la non séparation de la mère et de l'enfant.

Si la consultation de nourrissons urbaine a trouvé des détracteurs qui y ont vu entre autres choses la possibilité de transmission des maladies infectieuses d'un nourrisson malade à un nourrisson sain, par suite de la réunion dans une même salle de nombreux enfants du même âge, exposés à un contact, la consultation de nourrissons rurale a soulevé au sein même de l'Académie de médecine, par la voix du professeur Pinard, de vives protestations. Avant d'exposer ces critiques, voyons d'abord son mode de fonctionnement et les arguments en faveur de son utilité. Répond-elle aux mêmes exigences que la consultation de la ville? Certes non, car à la campagne l'élevage au sein est plus fréquent qu'à la ville, et la mortalité infantile y est souvent moins élevée. Le lait de vache nécessaire à l'alimentation artificielle est de meilleure qualité que celui de la ville, sauf cependant dans les villages assez voisins des grandes cités pour que les marchands puissent y venir écouler leurs produits. La distribution du lait est donc inutile dans la plupart des cas. Mais là où la consultation de nourrissons rurale reprend tous ses droits, c'est dans une agglomération ouvrière, comme les corons des Sociétés de mines du Nord et du Pas-de-Calais. L'alimentation au biberon est extrêmement fréquente dans un pareil milieu, l'hygiène infantile souvent fort négligée, voire même totalement inconnue, et le nombre des décès au cours de la saison chaude atteint parfois des chiffres élevés. Nul doute qu'une consultation de nourrissons avec distribution de lait, comme il en a été institué un grand nombre dans notre région minière, n'arrive à force de persévérance et de dévouement de la part du médecin qui la dirige, à diminuer le taux de la mortalité infantile et à développer l'allaitement maternel.

Sous l'impulsion donnée par Budin au cours de l'active campagne qu'il mena en faveur des consultations de nourrissons, et à la suite de leurs résultats proclamés dans les congrès des gouttes de lait, et jusque dans la presse politique, l'attention des pouvoirs publics fut éveillée, si bien que successivement MM. Etienne et Clemenceau, ministres de l'Intérieur, puis M. Mirman, Directeur de l'Hygiène et de la Santé publique, insistèrent dans des circulaires aux préfets pour leur faire organiser des consultations de nourrissons non seulement dans les petites villes, mais dans les villages. Cette pensée serait très louable en soi si elle était pratiquement réalisable. Pour trouver une clientèle assurée à ces consultations, l'idée vint de forcer les femmes à qui l'Assistance publique confiait les enfants, ou celles qui élevaient celui d'une nourrice mercenaire et qui étaient par conséquent soumises aux exigences de la loi Roussel, à venir à jour fixe présenter leur pupille à la mairie d'une commune désignée à cet effet. C'était donc supprimer de ce fait la visite inopinée du médecin inspecteur, prescrite par la loi Roussel et lui enlever la possibilité de surveiller non seulement le bébé, mais encore le milieu dans lequel il vit, la propreté du logis. C'était parfois en outre imposer à la gardeuse un dérangement considérable, qui constituait pour elle une perte de temps, et pour le bébé un véritable danger lorsque le lieu de la visite se trouvait éloigné de son domicile. On cita à ce propos l'exemple du préfet du Finistère qui prit un arrêté prescrivant aux femmes de se rendre à la consultation avec leur bébé et fixant à 3 kilomètres la distance à laquelle le transport était obligatoire, soit 6 kilomètres aller et retour.

Que penser d'un tel voyage entrepris par un

enfant de quelques mois pendant les froids de l'hiver, les jours de pluie ou les chaleurs de l'été ? C'est évidemment là un excès de zèle plutôt préjudiciable qu'utile à l'institution des consultations de nourrissons, et il n'y a pas à s'étonner que des voix autorisées s'élevèrent à l'Académie de médecine contre une semblable mesure et protestèrent énergiquement contre le danger qu'on faisait courir au jeune enfant. Les consultations de nourrissons à la campagne ne se comprennent que si elles ne suppriment pas la visite réglementaire du médecin inspecteur au domicile de la soigneuse et si elles sont suffisamment nombreuses et établies dans les plus petites agglomérations de façon à déplacer le moins possible le bébé. Ce sont là des conditions qu'il nous paraît difficile de remplir dans certaines contrées où les villages sont très éloignés les uns des autres et où la population ne présente pas la densité que l'on rencontre dans le Nord ou le Pas-de-Calais par exemple. Là où l'installation de semblables consultations est possible, elles répondent à trois au moins des avantages inhérents à ces sortes d'œuvres : Encouragement à l'allaitement maternel, pesée régulière des enfants, éducation des mères et des futures mères. Elles permettent en outre de diriger le cas échéant l'allaitement artificiel, et de prévenir ainsi, dans bien des cas, l'éclosion de la gastro-entérite.

Quel est le bilan des consultations de nourrissons? L'effort colossal accompli sous les inspirations de Budin, grâce au concours trop souvent désintéressé des médecins, a-t-il été couronné de succès ? En un mot, la mortalité infantile s'est-elle trouvée diminuée depuis la fondation dans un grand nombre de centres de consultations de nourrissons ou de gouttes de lait ?

S'il fallait croire certaines statistiques, on pourrait immédiatement répondre par l'affirmative. Mais tout le monde sait combien il est facile de faire des erreurs volontaires ou non lorsqu'on cherche un pourcentage et que, en disposant des mêmes chiffres, on peut en tirer des conclusions totalement opposées par des artifices de calcul passant inaperçus.

Il serait cependant nécessaire, en matière de puériculture, de recourir toujours aux mêmes procédés et de suivre des règles établies une fois pour toutes.

La première serait de réunir, avant de tirer une conclusion quelconque, un nombre suffisant d'enfants, et ce nombre ne sera jamais trop fort, il devra s'élever à plusieurs centaines au moins. Les statistiques trop hâtives ne signifient rien.

La seconde est d'exclure des chiffres globaux les enfants qui n'ont été observés que pendant un mois ou deux et que l'on a perdu de vue dans la suite.

Ainsi que le fait très judicieusement remarquer Variot dans le *Journal de Clinique infantile*, c'est faire un faux raisonnement que de comparer la mortalité ainsi calculée sur un chiffre restreint d'enfants qui se sont succédé plus ou moins rapidement dans la consultation à la mortalité infantile globale pour une ville où tous les décès de zéro à un an ont été enregistrés. Il faudrait, pour que cette comparaison fût valable, que chaque enfant eût fréquenté le dispensaire pendant une année entière, ce qui n'est pas la règle, tant s'en faut. Cependant un bon nombre de médecins qui ont fondé et qui dirigent des consultations de nourrissons ou des gouttes de lait sont tombés dans cette erreur. Au lieu de se borner à donner les chiffres de la mortalité globale des bébés qui ont fréquenté leur consultations pendant un temps plus ou moins long et plus ou moins régulièrement. ils mettent en parallèle le taux de la mortalité relevée par eux sur une population infantile réduite et mouvante avec le taux de la mortalité globale de zéro à un an pour la ville entière.

Cette comparaison n'est possible que si on a pu, par des recherches faites sur les registres de l'état civil de la ville, s'assurer que les enfants perdus de vue depuis quelque temps ne sont pas décédés. L'abaissement *progressif et durable* du taux de la mortalité infantile dans une commune à la suite de l'ouverture d'une consultation de nourrissons, montrera les bons résultats que celle-ci a déterminés.

Mais, s'il est facile, dans une petite ville où le nombre des naissances est relativement restreint et se modifie peu d'une année à une autre, de se rendre compte des variations de la mortalité avant et après l'installation des consultations de nourrissons, cette comparaison est plus délicate dans les grands centres où la population est sujette à des fluctuations, et où il est souvent impossible de retrouver un enfant qui a cessé de suivre les visites d'un dispensaire.

Il y a une autre cause d'erreur à éviter, c'est la différence de natalité d'une année à l'autre. Si la natalité a diminué, il est naturel d'admettre que la mortalité a suivi la même progression, il ne faudrait donc pas attribuer à une consultation de nourrissons une diminution du nombre de décès, alors qu'elle ne dépend que d'un abaissement du chiffre des naissances.

En dressant des statistiques exactes, on constatera que les consultations de nourrissons ou les gouttes de lait donnent déjà des résultats qui iront en s'améliorant encore dans l'avenir.

Grâce à ces institutions, l'allaitement maternel est en progrès ; l'allaitement artificiel, mieux conduit et disposant d'un meilleur lait, devient moins dangereux.

L'éducation de la jeune mère se poursuit lentement, les notions de puériculture commencent à pénétrer dans les masses, et de cette connaissance plus étendue, découlera certainement une compréhension plus exacte des besoins du nourrisson.

Lorsque toutes les jeunes filles et les jeunes mères de France auront reçu une instruction soignée les préparant à leur rôle de nourrices, l'élevage de l'enfance ne sera pas loin d'acquérir un degré de perfection dont tout philanthrope doit espérer la réalisation dans un jour prochain.

FONCTIONNEMENT D'UNE CONSULTATION DE NOURRISSONS

La première chose à faire pour assurer le succès d'une consultation de nourrissons est de recruter des clientes, et pour cela il n'y a qu'un seul moyen : attirer les femmes par l'appât d'une distribution quelconque, argent ou objets en nature, trousseaux, layettes, bon de viande,... distribution de lait gratuit pour les indigents ou à prix très modique pour les petites bourses.

Partout et toujours on a remarqué que la simple persuasion, la qualité des conseils, l'élevage rationnel et parfait du bébé ne suffisaient point. Il faut que les femmes trouvent un intérêt quelconque, sinon elles fréquentent la consultation d'une façon très irrégulière, ou après une première visite elles ne reviennent plus. C'est qu'en effet la consultation de nourrissons s'adresse à certain milieu social, aux femmes d'ouvriers ou de petits employés, là, justement, où la mortalité infantile sévit avec le plus d'intensité.

Cette raison explique la nécessité de disposer de fonds parfois assez élevés, et c'est pourquoi l'initiative privée peut seule créer et entretenir des consultations de nourrissons.

Les pouvoirs publics, État, budget départemental ou municipal, apportent parfois des secours de quelques subsides, mais ceux-ci sont dans la généralité insuffisants à eux seuls pour faire fonctionner la consultation.

Lorsque l'œuvre a été fondée et que les cotisations de ses membres jointes aux dons laissés par de généreux philanthropes ont réuni la somme nécessaire, il faut s'enquérir du local. Celui-ci devra être assez vaste pour loger la salle où se fera la stérilisation du lait, réparti en biberons, et qui devra par conséquent contenir un ou plusieurs autoclaves suivant le nombre des biberons à distribuer chaque jour; une autre salle où s'effectue la pesée des enfants; et enfin, un cabinet réservé au personnel, qui sert au besoin de chambre d'isolement, si un bébé, atteint d'une maladie infectieuse, a été par erreur amené à la consultation.

A la campagne, la distribution du lait est ordinairement inutile, la majorité des enfants étant élevés au sein ; il suffit alors d'une salle quelconque, chauffée en hiver, que l'on trouve facilement à la mairie, ou à l'école communale, et dans laquelle on dispose la balance pèse-bébé.

Le personnel varie naturellement suivant l'importance de la consultation.

A la ville où la goutte de lait accompagne presque fatalement la consultation de nourrissons, il se composera d'un médecin aidé ou non d'une sage-femme, et d'une ou deux personnes chargées de la propreté du local, de la stérilisation du lait et de sa distribution journalière.

Dans les petites communes, le médecin auquel s'adjoignent la sage-femme, ou l'institutrice, suffisent.

Le matériel, réduit à une balance pèse-bébé dans le cas de consultation de nourrissons exclusive, se complétera d'étuves à stérilisation, de biberons, de paniers en fils métalliques à compartiments, d'obturateurs et de tétines en caoutchouc, lorsque la consultation sera doublée d'une distribution de lait.

On comprend facilement que l'entretien d'un semblable matériel, l'achat journalier du lait, les appointements du personnel, les frais de chauffage, d'éclairage, etc..., chargent considérablement le budget de l'œuvre qui s'est chargée de la consultation.

La consultation se fait à jour fixe, une fois ou deux par semaine, selon l'importance du nombre des inscrits, un jour est réservé aux garçons, un autre aux filles. La visite mensuelle ou bimensuelle ne peut convenir que pour les enfants au sein. Ceux qui sont élevés au biberon ont besoin d'être examinés, surtout pendant les mois chauds de l'année, chaque semaine.

Si la salle de pesée est assez grande, toutes les femmes y seront admises en même temps, de telle façon qu'une observation adressée à l'une profitera à toutes les autres. L'enfant sera pesé nu ou vêtu d'une chemisette par la personne qui aide le médecin ; son poids sera inscrit sur une fiche personnelle, laquelle sera présentée au médecin qui comparera le poids du jour avec les précédents.

Après la pesée, l'enfant passera devant le médecin qui l'examinera et constatera son état d'embonpoint, de propreté, et fera à haute voix telle remarque qu'il jugera nécessaire.

Les dons en argent ou en nature seront accordés aux femmes qui nourrissent au sein et qui seront avantagées sur celles qui élèvent leur enfant au biberon : ils serviront d'encouragement à l'allaitement naturel, et devraient être exclusivement réservés aux mères nourrices.

Afin d'éviter toute supercherie, et, en même temps pour continuer dans l'intervalle de deux consultations la surveillance de l'enfant, il est nécessaire qu'une personne attachée à l'œuvre, la sage-femme ou une dame de bonne volonté, fasse d'une façon inopinée une visite à la famille du nourrisson. Cette visite a pour but de s'assurer que la mère suit exactement les conseils qui lui ont été donnés, relativement au nombre des tétées ou des biberons, à l'hygiène générale du bébé et au besoin à la propreté du logis.

La visiteuse s'enquiert également de la raison pour laquelle la mère n'a pas assisté à une consultation.

Grâce à la surveillance ainsi établie, l'enfant qui a été inscrit à une consultation n'est point perdu de vue, on sait ce qu'il devient et on peut, en cas de maladie infectieuse ou autre, lui faire donner les soins nécessaires.

Sous aucun prétexte un enfant atteint de maladie contagieuse ne doit être amené à la consultation.

Voilà rapidement exposé dans ses grandes lignes le fonctionnement d'une consultation de nourrissons. Ainsi comprise et avec les améliorations que l'ingéniosité du médecin trouve aisément, elle ne peut qu'être féconde en heureux résultats, mais à une condition essentielle c'est que jamais, malgré l'indifférence des mères de famille, le manque absolu de bonne volonté et parfois de reconnaissance pour les services rendus, le médecin ne manifeste le moindre signe de découragement et de lassitude. C'est lui qui est l'âme de la consultation, c'est lui qui dirige le personnel, c'est de son dévouement, sans autre récompense que la satisfaction du devoir accompli, que l'on attend le succès de l'œuvre.

LES CRÈCHES

Les crèches sont des établissements dans lesquels la mère dépose son enfant le matin et vient le reprendre le soir. Elles sont donc réservées aux enfants qui ne peuvent être soignés par leur mère, celle-ci étant obligée de travailler hors de chez elle, à l'usine ou dans un atelier quelconque.

A première vue l'utilité des crèches paraît donc incontestable, puisque l'enfant, au lieu d'être confié à des étrangères ou exposé à recevoir des soins insuffisants de sa mère qui n'a guère le temps de s'occuper de lui, est placé sous la surveillance d'un personnel supposé instruit et assez nombreux.

Tel fut en effet le but que se proposa Marbeau en fondant la première crèche à Chaillot en 1844.

Depuis lors cette institution fit de rapides progrès. En 1903 on en comptait, tant en France qu'aux colonies, 408. Dès le principe, la crèche devait cesser de garder les enfants que leurs mères négligeaient de venir allaiter, elle constituait de ce fait un encouragement à l'allaitement maternel. Mais ce programme qui se rapprochait trop de la perfection ne devait pas tarder à être oublié. Si l'on veut bien considérer la situation sociale des clientes des crèches, filles-mères ou femmes mariées obligées de travailler pour vivre, il ne pouvait guère en être autrement. Voilà une femme qui quitte son domicile vers 6 heures du matin, travaille jusque midi ou midi et demi avec un repos d'une demi-heure dans l'intervalle, le reprend à 2 heures pour le cesser à 6. Si la crèche est située loin de l'usine, par quels arguments, par quels moyens arrivera-t-on à la convaincre de la nécessité d'accourir au milieu de la journée, de sacrifier une partie du temps qui lui est réservé pour prendre son repas, et de donner le sein à son enfant? D'autre part, elle sait que pendant son absence l'enfant recevra la seule alimentation qu'on puisse lui offrir, le biberon. Elle se gardera bien en pareille circonstance de le visiter, et elle est parfaitement excusable, car il y a pour elle des difficultés matérielles qu'il lui est impossible d'éviter. Il ne lui reste donc que la nuit pour allaiter son enfant.

L'aboutissant quasi forcé de cette situation est la diminution d'abord, puis la suppression de la sécrétion lactée, c'est l'abandon de l'allaitement maternel et le retour à l'allaitement artificiel. De là la première critique formulée contre les crèches, l'encouragement à l'allaitement artificiel, le sevrage précoce avec toutes ses conséquences. Critique profondément juste, vérifiée par une simple visite dans n'importe quelle crèche où l'on rencontre une quantité infime d'enfants nourris exclusivement par leur mère, un nombre presque négligeable de nourrissons soumis à l'allaitement mixte, et la grosse majorité élevée au biberon. Bien plus, l'existence d'une crèche dans un quartier ouvrier constitue en quelque sorte, une fausse sécurité pour les femmes qui savent pouvoir y placer leur enfant, moyennant une faible rétribution journalière, lequel recevra non seulement les soins, mais encore y sera nourri sans grosse dépense et sans que la mère ait à cesser son travail. Il n'y a même pas tentative d'allaitement au sein ; dès que la mère est rétablie, après son accouchement, elle se débarrasse de son enfant et retourne à l'usine.

Envisageons maintenant, non plus le nourrisson, mais l'enfant plus âgé, de un an et au-dessus jusqu'au moment où il sera admis à l'école maternelle. La crèche nourrira cet enfant, et le rendra le soir, à sa famille, bien repu, la mère n'aura qu'à le coucher. Mais souvent que se passe-t-il ? Imbue des préjugés populaires qui veulent que l'enfant, une fois sevré, doit manger à la table de ses parents et partager le repas pris en commun, la mère gavera le bébé, elle le suralimentera, et la conséquence presque inévitable de cette hygiène défectueuse est l'apparition des troubles gastro-intestinaux de la seconde enfance qui conduisent au rachitisme. Il est d'une observation courante de constater cette maladie chez les enfants qui fréquentent les crèches.

Alors que la première critique, l'encouragement à l'allaitement artificiel, paraît fondée, la seconde ne peut-être admise que dans certaines conditions. De ces fautes contre l'hygiène au domicile de l'enfant, la crèche ne saurait être rendue responsable, si la surveillance médicale a été effective, sérieuse, journalière, si l'alimentation de l'enfant a été convenablement réglée, adaptée à ses besoins et à son âge, et si les recommandations à la mère, accompagnées parfois d'une sanction, ont été répétées, si les dangers d'un écart de régime lui ont été bien démontrés. C'est ainsi que cela se passe ordinairement dans un certain nombre de crèches officielles ; mais à côté de celles-là, il y en a d'autres où, malheureusement, sous le couvert d'une charité souvent intéressée, l'intervention du médecin manque, où l'alimentation des enfants est laissée aux soins d'un personnel ignorant et insuffisant comme nombre.

Une troisième critique fait de la crèche un lieu de propagation des maladies contagieuses. La bronchite, la rougeole, la coqueluche, la diphtérie y choisissent leurs victimes. Toutes les agglomérations d'enfants, écoles maternelles, écoles primaires, sont passibles de ce même reproche, car il est difficile, sinon impossible de dépister, dans tous les cas, une maladie contagieuse de l'enfance pendant sa période d'incubation ou d'invasion, alors que l'enfant est déjà dangereux pour autrui et que les signes classiques de la maladie ne sont pas encore apparus.

Là encore l'installation de la crèche et la visite quotidienne du médecin deviendront des palliatifs efficaces. Tout enfant considéré comme suspect, par la surveillante, sera isolé des autres jusqu'à l'arrivée du médecin qui décidera ou de son maintien ou de son renvoi immédiat dans sa famille.

La dernière objection est d'ordre économique : c'est le prix d'entretien. Le séjour d'un enfant à la crèche revient en moyenne à un franc par jour. Dans un établissement de ce genre, recevant une cinquantaine de pensionnaires, on se fait une idée des sommes dépensées annuellement, une vingtaine de mille francs. Dans un article récent (*Progrès médical*, mars 1909), le Dr Noir se demande « s'il ne vaudrait pas mieux donner à une mère une allocation annuelle de 300 francs par enfant en bas-âge, à la condition qu'elle consacrerait son temps et ses soins à son ménage et à ses enfants et qu'elle accepterait la surveillance, le contrôle des dames patronesses, administrateurs, visiteurs de la société, qui se chargeraient de cette assistance à domicile des enfants en bas-âge ?

« Il est indiscutable que le travail de la mère à domicile, joint à pareille subvention, compenserait largement le salaire d'appoint qu'elle peut apporter au budget du ménage. Le logis mieux tenu, les enfants mieux soignés, les repas mieux préparés, auraient une influence morale considérable sur la conduite du mari qui, le soir ou le dimanche, n'abandonnerait pas les siens pour courir au cabaret. Les liens de la famille qui se relâchent tant aujourd'hui, seraient de ce fait resserrés. Pour les enfants, les risques de contagion deviendraient plus rares, l'allaitement au sein serait de règle, et par suite, la mortalité et la morbidité moins élevées. Bien plus, ce serait une prime à la repopulation, les parents assistés n'envisageant plus la naissance d'un nouveau-né comme un surcroît de misère. »

De ce qui précède et malgré les critiques sérieuses élevées contre les crèches, on peut conclure que, sans constituer un moyen idéal, elles rendent des services sous certaines conditions dont les principales sont : une installation hygiénique, dans un local bien aéré, bien éclairé, bien entretenu ; un personnel suffisamment nombreux, instruit et profondément pénétré de son rôle ; enfin, par-dessus tout, une surveillance médicale journalière sous forme de visite et d'examen de chaque enfant.

L'institution de la crèche ne vaudra quelque chose que par son organisation intérieure. N'arriverait-elle qu'à éloigner pour quelques heures un enfant d'un logis mal chauffé, où il est soumis aux pires conditions hygiéniques au milieu desquelles la misère et l'ignorance des parents le forcent à vivre, elle pourrait encore figurer dans un bon rang parmi les œuvres destinées à défendre la vie de l'enfant. Ce sont dans les quartiers les plus pauvres des grandes villes qu'elle trouvera, malgré ses défectuosités, ses principales indications.

CHAMBRES D'ALLAITEMENT ET CRÈCHES INDUSTRIELLES

Le but principal de tous ceux qui se sont occupés de la protection de l'enfance était d'encourager l'allaitement naturel, et pour l'atteindre, il n'y a qu'un seul moyen : conserver le nourrisson près de sa mère, laquelle lui donne ce qu'une étrangère ne peut jamais lui procurer : l'affection, d'abord, le lait de son sein ensuite. La difficulté de la mise en pratique surgit lorsque l'on s'adresse aux femmes ou aux filles-mères obligées de travailler dans la journée à l'usine, à la filature. L'idée est alors

venue de réserver, dans l'usine même, une salle
dans laquelle on dispose un certain nombre de
berceaux destinés à abriter les enfants des ouvrières élevés au sein. C'est ce que l'on appelle
une chambre d'allaitement. Elle reçoit les enfants
de zéro à un an. A heure fixe, la mère est auto-
risée à venir allaiter son nourrisson.

Au premier abord, l'organisation des chambres
d'allaitement semble rendue difficile par les exigences de l'industrie moderne et par la production intensive que réclament de leurs employés les
patrons d'usine. Mais si on en juge par les tenta-
tives de quelques-uns d'entre eux, à Lille, à
Roubaix, à Seclin, à Fourmies, à Wasquehal, à
Guise, à Elbeuf et dans bien d'autres villes, tenta-
tives très louables qu'il faut encourager et souhaiter de voir plus nombreuses encore, on se rend
compte que l'obstacle à leur création est bien
négligeable à côté des résultats qu'elles peuvent
donner. La chambre d'allaitement ne nécessite
pas une grande dépense : Une salle bien aérée,
largement éclairée, chauffée en hiver, dans laquelle
sont rangés un certain nombre de berceaux dont
la garniture se borne à une simple paillasse en balle
d'avoine ou en varech, avec un carré de toile et
une couverture de laine. Comme personnel, une
femme qui entretiendra la propreté rigoureuse de
la salle et n'aura guère à s'occuper des enfants,

puisque la mère allaite elle-même. Dans les usines où un service médical journalier fonctionne, le médecin veillera à ce que les nourrissons atteints d'une maladie contagieuse ne soient pas admis à la chambre, ou soient alors isolés aussi complètement que possible. Voilà en quoi se résume l'organisation d'une chambre d'allaitement. Les enfants y seront reçus jusqu'à la période du sevrage, soit entre dix et douze mois en moyenne. En arrivant à l'usine, la mère dépose l'enfant dans un berceau et le reprend à la fin de son travail, à midi et le soir.

Nous considérons comme d'une utilité primordiale l'ouverture, dans chaque usine, d'une chambre d'allaitement. C'est par ce moyen, auquel viennent s'ajouter les conseils que reçoit la mère dans une consultation de nourrissons ou du médecin de l'usine qui procède une fois par semaine ou par quinzaine à la pesée de l'enfant, que l'on arrivera d'une façon pratique, sans dépenses exagérées de la part du patron, ni perte de temps sensible dans le travail de la femme, à assurer au nourrisson, d'abord une alimentation rationnelle, le sein de sa mère, ensuite la surveillance et la garde de l'enfant par la mère. La plupart des ouvrières d'usine sont pénétrées de ce préjugé que l'on a beaucoup de peine à combattre, à savoir que la manipulation de telle ou telle substance industrielle tarit la sécrétion lactée; elles admettent difficilement que la difficulté de nourrir leur enfant dépend avant tout de l'irrégularité des tétées et du gavage intempestif du nourrisson pendant l'absence de sa mère. L'allaitement mixte ne peut donner de résultat qu'autant que le nombre des tétées au sein reste supérieur à celui des prises de biberon. C'est là tout le secret de ce mode d'alimentation.

Lorsque l'enfant est sevré, c'est-à-dire lorsqu'il a atteint l'âge d'un an environ, bien que la surveillance maternelle soit encore nécessaire, elle devient cependant moins indispensable et le danger du placement en nourrice est beaucoup diminué. Sans doute il serait bon qu'à côté de la chambre d'allaitement, exclusivement réservée aux enfants au sein, fût installée une crèche, destinée aux enfants sevrés et à ceux trop jeunes pour être envoyés dans les écoles maternelles ; mais l'organisation de la crèche est plus délicate et plus dispendieuse. Elle nécessite, comme nous l'avons fait remarquer, un personnel nombreux, un matériel assez complet et une visite médicale journalière.

Nous ajouterons, pour terminer ce chapitre, que la loi italienne oblige tout industriel occupant au moins cinquante femmes, à installer une chambre d'allaitement. Il est à souhaiter, au moment où toutes les questions sociales revêtent tant d'importance, qu'un de nos représentants prenne l'initiative de faire voter par le Parlement une mesure analogue.

LES POUPONNIÈRES

La véritable pouponnière est une crèche, avec cette différence que les enfants qui y sont admis sont nourris au sein, par des femmes nourrices logées et entretenues dans la maison. On y reçoit également des enfants malingres, chétifs, candidats à l'athrepsie, ou même déjà atteints de cette maladie. Le modèle du genre est situé à Porchefontaine. Cette pouponnière comprend une centaine d'enfants et cinquante nourrices. Celles-ci sont des femmes non mariées, qui élèvent d'abord leur nourrisson au sein, puis au biberon, et qui donnent ensuite leur lait à d'autres nourrissons privés de leur mère, la plupart du temps, des employées, des commerçantes, des fonctionnaires.

Grâce à cette institution, un grand nombre d'enfants, autrefois placés au loin par leurs parents, sont installés dans des conditions hygiéniques parfaites. Les femmes choisies comme nourrices conservent leur enfant près d'elles et ne sont plus tentées de l'abandonner à l'Assistance publique. Pendant le temps assez long qu'elles passent à la pouponnière, elles reçoivent une éducation morale et des notions d'économie ménagère qui élèvent le niveau de leurs sentiments et en font dans l'avenir des femmes honnêtes, aptes à gagner leur vie.

Le reproche adressé aux pouponnières est le prix élevé auquel revient l'enfant. Le budget de la pouponnière de Meudan, en Seine-et-Oise, installée dans la propriété de Zola, donnée par sa veuve à l'Assistance publique de Paris, s'est élevé pendant la première année à 30.000 francs pour 45 enfants, malgré un personnel réduit à 8 personnes.

Les avantages que retirent les enfants placés à la pouponnière sont : une alimentation rationnelle, le séjour à la campagne; ils expliquent les succès thérapeutiques obtenus dans des cas graves d'athrepsie qui auraient entraîné fatalement la mort si les petits malades avaient été admis dans les crèches ordinaires des hôpitaux ou des grandes villes, où s'ils étaient restés près de leurs parents, incapables, faute de temps et de ressources suffisantes, de leur donner les soins nécessaires.

CONCLUSION

Nous avons étudié, sans entrer dans de grands détails, les principaux moyens de lutter contre la mortalité infantile. Nous avons vu quels étaient les avantages et les inconvénients de chacun des procédés mis en œuvre pour aboutir au résultat cherché et nous avons constaté combien le concours des initiatives privées était précieux et fécond.

Mais est-il possible de proposer une formule idéale de protection de l'enfance remplissant toutes les conditions requises? Certes non, car cette formule peut varier suivant les milieux auxquels on s'adresse. Nous résumerons de la façon suivante les desiderata qui doivent inspirer toute œuvre créée dans le but de sauver les jeunes existences.

L'encouragement à l'allaitement maternel, le seul rationnel, le seul physiologique, le seul qui mette le nourrisson à l'abri des dangers qui le guettent au cours de ses premières années, mérite d'occuper la première place.

Ce mode d'alimentation présente en outre l'avantage de conserver l'enfant près de la mère, de ne point séparer ces deux êtres qui se prêtent un mutuel appui, l'un, le nourrisson, entretenant la sécrétion lactée, l'autre, la femme, vivant pour son rejeton et comprenant la nécessité de développer toutes ses qualités de nourrice et de mère pour le plus grand profit de son enfant.

Puis, faute de mieux, dans des cas déterminés, la distribution d'un bon lait dosé suivant l'âge et les besoins du bébé.

Ainsi comprise, la lutte contre la mortalité infantile entrera dans une voie qui la conduira au succès, car elle éloignera les principales causes des maladies mortelles qui frappent l'enfant.

Les facilités procurées à la mère pour l'élevage

de son nourrisson lui inspireront une confiance salutaire et ne lui feront plus considérer comme un surcroît de misères et de fatigues la venue d'un enfant. La natalité augmentera par là même, et ainsi naîtra l'espoir de voir la France reprendre peu à peu son rang parmi les nations les plus peuplées de l'Europe.

TEXTE DE LA LOI ROUSSEL

Loi du 23 décembre 1874 relative à la protection des enfants du premier âge.

Article premier. — Tout enfant âgé de moins de deux ans, qui est placé, moyennant salaire, en nourrice, en sevrage ou en garde, hors du domicile de ses parents, devient par ce fait l'objet d'une surveillance de l'autorité publique, ayant pour but de protéger sa vie et sa santé.

Art. 2. — La surveillance instituée par la présente loi est confiée, dans le département de la Seine, au préfet de police, et dans les autres départements, aux préfets. Ces fonctionnaires sont assistés d'un comité ayant pour mission d'étudier et de proposer les mesures à prendre et composé comme il suit :

Deux membres du Conseil général, désignés par ce Conseil ;

Dans le département de la Seine, le directeur de l'Assistance publique, et dans les autres départements, l'inspecteur du service des enfants assistés ;

Six autres membres nommés par le préfet, dont un pris parmi les médecins membres du Conseil départemental d'hygiène publique et trois pris parmi les administrateurs des Sociétés légalement reconnues qui s'occupent de l'enfance, notamment des *Sociétés protectrices de l'enfance,* des *Sociétés de charité maternelle,* des *crèches,* ou des *Sociétés des crèches,* ou, à leur défaut, parmi les membres des commissions administratives des hospices et des bureaux de bienfaisance.

Des commissions locales sont instituées, par un arrêté du préfet, après avis du Conseil départemental, dans les parties du département où l'utilité en sera reconnue, pour concourir à l'application des mesures de protection des enfants et de surveillance des nourrices et gardeuses d'enfants. Deux mères de famille font partie de chaque commission locale.

Les fonctions instituées par le présent article sont gratuites.

Art. 3. — Il est institué, près le Ministre de l'Intérieur, un comité supérieur de protection des enfants du premier âge, qui a pour mission de réunir et coordonner les documents transmis par les comités départementaux, d'adresser chaque année au Ministre un rapport sur les travaux de ces comités, sur la mortalité des enfants pour les mesures les plus propres à assurer et à étendre les bienfaits de la loi, et de proposer, s'il y a lieu, d'accorder des récompenses honorifiques aux personnes qui se sont distinguées par leur dévouement et leurs services. Un membre de l'Académie de Médecine, désigné par cette Académie, les présidents de la Société protectrice de l'enfance de Paris, de la Société de charité maternelle et de la Société des crèches, font partie de ce comité. Les autres membres, au nombre de sept, sont nommés par décret du Président de la République.

Les fonctions de membre du comité supérieur sont gratuites.

ART. 4. — Il est publié, chaque année, par les soins du Ministre de l'Intérieur, une statistique détaillée de la mortalité des enfants du premier âge et, spécialement, des enfants placés en nourrice, en sevrage ou en garde. Le Ministre adresse, en outre, chaque année, au Président de la République, un rapport officiel sur l'exécution de la présente loi.

ART. 5. — Dans les départements où l'utilité d'établir une inspection médicale des enfants en nourrice, en sevrage ou en garde, est reconnue par le Ministre de l'Intérieur, le comité supérieur consulté, un ou plusieurs médecins sont chargés de cette inspection. — La nomination de ces inspecteurs appartient au préfet.

ART. 6. — Sont soumis à la surveillance instituée par la présente loi : toute personne ayant un nourrisson, ou un ou plusieurs enfants au sevrage ou en garde, placés chez elle moyennant salaire ; les bureaux de placements ou tous les intermédiaires qui s'emploient au placement des enfants en nourrice, en sevrage ou en garde. Le refus de recevoir la visite du médecin-inspecteur, du maire de la commune ou de toutes autres personnes déléguées ou autorisées, en vertu de la présente loi, est puni d'une amende de cinq à quinze francs (5 à 15 fr.). Un emprisonnement de un à cinq jours peut être prononcé, si le refus dont il s'agit est accompagné d'injures ou de violences.

ART. 7. — Toute personne qui place un enfant en nourrice, en sevrage ou en garde, moyennant salaire, est tenue, sous les peines portées par l'article 346 du Code pénal, d'en faire la déclaration à la mairie de la commune où a été faite la déclaration de la naissance de l'enfant, ou à la mairie de la résidence actuelle du déclarant, en indiquant, dans ce cas, le lieu de naissance de l'enfant, et de remettre à la nourrice ou à la gardeuse, un bulletin contenant un extrait de l'acte de naissance de l'enfant qui lui est confié.

ART. 8. — Toute personne qui veut se procurer un nourrisson ou un ou plusieurs enfants en sevrage ou en garde, est tenue de se munir préalablement des certificats exigés par les règlements pour indiquer son état civil et justifier son aptitude à nourrir ou à recevoir des enfants en sevrage ou en garde.

Toute personne qui veut se placer comme nourrice sur lieu, est tenue de se munir d'un certificat du maire de sa résidence indiquant si son dernier enfant est vivant et constatant qu'il est âgé de sept mois révolus, ou, s'il n'a pas atteint cet âge, qu'il est allaité par une autre femme, remplissant les conditions qui seront déterminées par le règlement d'administration publique prescrit par l'article 12 de la présente loi.

Toute déclaration ou énonciation reconnue fausse dans lesdits certificats, entraîne l'application au certificateur, des peines portées au paragraphe premier de l'article 155 du Code pénal.

ART. 9. — Toute personne qui a reçu chez elle, moyennant salaire, un nourrisson ou un enfant en sevrage ou en garde, est tenue, sous les peines portées à l'article 346 du Code pénal :

1° D'en faire la déclaration à la mairie de la commune de son domicile, dans les trois jours de l'arrivée de l'enfant, et de remettre le bulletin mentionné en l'article 7 ;

2° D'en faire, en cas de changement de résidence, la même déclaration à la mairie de sa nouvelle résidence ;

3° De déclarer, dans le même délai, le retrait de l'enfant par ses parents, ou la remise de cet enfant à une autre personne pour quelque cause que cette remise ait lieu ;

4° En cas de décès de l'enfant, de déclarer ce décès dans les vingt-quatre heures.

Après avoir mentionné ces déclarations au registre mentionné à l'article suivant, le maire en donne avis, dans le délai de trois jours, au maire de la commune où a été faite la déclaration prescrite par l'article 7. Le maire de cette dernière commune donne avis, dans le même délai, des déclarations prescrites par les n°s 2, 3, 4 ci-dessus, aux auteurs de la déclaration de mise en nourrice, en sevrage ou en garde.

ART. 10. — Il est ouvert dans les mairies un registre spécial pour les déclarations ci-dessus prescrites. Ce registre est coté, paraphé et vérifié tous les ans par le juge de paix. Ce magistrat fait un rapport annuel au procureur de la République, qui le transmet au préfet, sur les résultats de cette vérification.

En cas d'absence ou de tenue irrégulière du registre, le maire est passif de la peine édictée à l'article 50 du Code civil.

ART. 11. — Nul ne peut ouvrir ou diriger un bureau de nourrices, ni exercer la profession d'intermédiaire pour le placement des enfants en nourrice, en sevrage ou en garde, et le louage des nourrices, sans en avoir obtenu l'autorisation préalable du préfet de police, dans le département de la Seine, ou du préfet dans les autres départements.

Toute personne qui exerce, sans autorisation, l'une ou l'autre de ces professions, ou qui néglige de se conformer aux conditions de l'autorisation ou aux prescriptions des règlements, est punie d'une amende de seize à cent francs (16 à 100 fr.). En cas de récidive, la peine d'emprisonnement prévue par l'article 48 du Code pénal, peut être prononcée. Ces mêmes peines sont applicables à toute sage-femme et à tout autre intermédiaire qui entreprend, sans autorisation, de placer des enfants en nourrice, en sevrage ou en garde.

Si, par suite de la contravention, ou par suite d'une négligence de la part d'une nourrice ou d'une gardeuse, il est résulté un dommage pour la santé d'un ou de plusieurs enfants, la peine d'emprisonnement de un à cinq jours peut être prononcée.

En cas de décès d'un enfant, l'application des peines portées à l'article 319 du Code pénal peut être prononcée.

Art. 12. — Un règlement d'administration publique déterminera :

1° Les modes d'organisation du service de surveillance institué par la présente loi ; l'organisation de l'inspection médicale, les attributions et les devoirs des médecins inspecteurs, le traitement de ces inspecteurs ; les attributions et devoirs de toutes les personnes chargées des visites ;

2° Les obligations imposées aux nourrices, aux

directeurs des bureaux de placement et à tous les intermédiaires du placement des enfants ;

3° La forme des déclarations, registre, certificats des maires et des médecins et autres pièces exigées par les règlements.

Le préfet peut, après avis du comité départemental, prescrire par un règlement particulier, des dispositions en rapport avec les circonstances et les besoins locaux.

Art. 13. — En dehors des pénalités spécifiées dans les articles précédents, toute infraction aux dispositions de la présente loi et des règlements d'administration publique qui s'y rattachent, est punie d'une amende de cinq à quinze francs (5 à 15 fr.). Sont applicables à tous les cas prévus par la présente loi, le dernier paragraphe de l'article 463 du Code pénal et les articles 482, 483 du même Code.

Art. 14. — Les mois de nourrices dus par les parents ou par toute autre personne, font partie des créances privilégiées et prennent rang entre les n°s 3 et 4 de l'article 2101 du Code civil.

Art. 15. — Les dépenses auxquelles l'exécution de la présente loi donnera lieu sont mises, par moitié, à la charge de l'État et des départements intéressés. La portion à la charge des départements est supportée par les départements d'origine des enfants et par ceux où les enfants sont placés en nourrice, en sevrage ou en garde, proportionnellement au nombre des enfants. Les bases de cette répartition sont arrêtées tous les trois ans par le ministre de l'Intérieur. Pour la première fois, la répartition sera faite d'après le nombre des enfants en nourrice, en sevrage ou en garde existant dans chaque département, au moment de la promulgation de la présente loi.

RÈGLEMENT D'ADMINISTRATION PUBLIQUE, DU 23 FÉVRIER 1877

TITRE I. — *Organisation du service.*

ARTICLE PREMIER. — La surveillance instituée par la loi du 23 décembre 1874, en faveur des enfants au-dessous de deux ans, placés, moyennant salaire, en nourrice, en sevrage ou en garde, hors du domicile de leurs parents, est exercée, sous l'autorité du préfet, assisté du comité départemental, par des commissions locales, par les maires, par des médecins-inspecteurs et par l'inspecteur des Enfants Assistés du département.

SECTION I. — *Des commissions locales.*

ART. 2. — Les commissions locales, instituées conformément à l'article 2 de la loi du 23 décembre 1874, sont présidées par le maire de la commune.

L'arrêté préfectoral qui institue la commission, fixe le nombre de ses membres.

La commission comprend nécessairement deux mères de famille, le curé, et, dans les communes où siège un conseil presbytéral ou un consistoire israélite, un délégué de chacun de ces conseils.

Le médecin-inspecteur nommé en l'exécution de l'article 5 de la loi, est convoqué aux séances des commissions de sa circonscription ; il y a voix consultative.

Art. 3. — Les membres des commissions sont nommés et révoqués par le préfet.

Art. 4. — A Paris et à Lyon, il y aura dans chaque arrondissement municipal, une commission instituée conformément aux articles qui précèdent, et présidée par le maire de l'arrondissement.

Il pourra être adjoint à la commission des visiteurs rétribués ; leur nombre et le taux de leur traitement seront déterminés par le ministre de l'Intérieur, sur la proposition du préfet de police de Paris, et du préfet du Rhône pour Lyon. Ces visiteurs assisteront aux délibérations de la commission d'arrondissement avec voix consultative. Le ministre de l'Intérieur pourra également instituer, sur la proposition du préfet, des visiteurs rétribués dans les autres communes où la nécessité en sera reconnue.

Art. 5. — La commission se réunit au moins une fois par mois ; elle peut être convoquée extraordinairement par le maire, soit d'office, soit sur la demande d'un des membres de la commission ou du médecin-inspecteur. Les séances de la commission se tiennent à la mairie.

Art. 6. — La commission répartit entre ses membres la surveillance des enfants à visiter au domicile de la nourrice, sevreuse ou gardeuse. Chaque membre doit rendre compte à la commission des faits qu'il a constatés dans ses visites périodiques.

Art. 7. — Si la commission juge que la vie ou la santé d'un enfant est compromise, elle peut, après avoir mis en demeure les parents et pris l'avis du médecin-inspecteur, retirer l'enfant à la nourrice, sevreuse ou gardeuse, et le placer provisoirement chez une autre personne. Elle doit dans les vingt-quatre heures rendre compte de sa décision au préfet et prévenir de nouveau les parents.

En cas de péril imminent, le président de la commission prend d'urgence et provisoirement, les mesures nécessaires ; il doit, dans les vingt-quatre heures, informer de sa décision la commission locale, le médecin-inspecteur et le préfet et avertir les parents. Dans les communes où il n'a pas été institué de commission locale, le maire exerce les pouvoirs conférés à ces commissions par le présent article. Les mesures prises par les autorités locales, en vertu du présent article, sont purement provisoires ; le préfet statue.

ART. 8. — La commission signale au préfet, dans un rapport annuel, les nourrices qui mériteraient une mention spéciale, à raison des bons soins qu'elles donnent aux enfants qui leur sont confiés.

SECTION II. — *Médecins-inspecteurs.*

ART. 9. — Des médecins-inspecteurs, institués conformément à l'article 5 de la loi, sont chargés de visiter les enfants placés en nourrice, en sevrage ou en garde dans leur circonscription.

ART. 10. — Le médecin-inspecteur doit se transporter au domicile de la nourrice, sevreuse ou gardeuse, pour y voir l'enfant, dans la huitaine du jour où, en exécution de l'article 24 ci-après, il est prévenu par le maire de l'arrivée de l'enfant dans la commune. Il doit ensuite visiter l'enfant au moins une fois par mois et à toute réquisition du maire.

ART. 11. — Après chaque visite, le médecin-inspecteur vise le carnet délivré à la nourrice, sevreuse ou gardeuse, en exécution de l'article 30 ci-après, et il y inscrit ses observations; il transmet au maire un bulletin indiquant la date et les résultats de sa visite. Ce bulletin est communiqué à la commission locale.

En cas de décès de l'enfant, il mentionne sur le bulletin la date et les causes du décès.

ART. 12. — Le médecin-inspecteur rend compte immédiatement au maire et au préfet des faits qu'il aurait constatés dans ses visites et qui mériteraient leur attention. Chaque année, il adresse un rapport sur l'état général de sa circonscription au préfet, qui le communique à l'inspecteur départemental du service des Enfants-Assistés et au comité départemental.

ART. 13. — Si le médecin reconnaît, soit chez la nourrice, soit chez l'enfant, les symptômes d'une maladie contagieuse, il constate l'état de l'enfant et celui de la nourrice, et il peut faire cesser l'allaitement naturel. Dans ce cas, ainsi que lorsqu'il constate une grossesse, il informe le maire qui doit aviser les parents sans préjudice, s'il y a lieu, des mesures autorisées par l'article 7.

ART. 14. — Dès que le maire apprend qu'un enfant placé en nourrice ou en garde dans la commune est malade et manque de soins médicaux, il prévient le médecin-inspecteur de la circonscription, et si celui-ci est empêché, il requiert le médecin le moins éloigné de la résidence de l'enfant. Ce dernier doit, si l'enfant succombe, mentionner les causes du décès dans un bulletin spécial, ainsi qu'il est prescrit à l'article 11 pour le médecin-inspecteur.

ART. 15. — Les médecins-inspecteurs reçoivent, à titre d'honoraires, des émoluments qui sont fixés par le ministre, sur la proposition du préfet, après avis du résultat de ses tournées.

SECTION III. — *De l'inspection départementale.*

ART. 16. — L'inspecteur du service des Enfants-Assistés est chargé, sous l'autorité du préfet, de centraliser tous les documents relatifs à la surveillance instituée par la loi. Chaque année, il présente un rapport sur l'exécution du service dans le département, et il rend compte du résultat de ses tournées.

SECTION IV. — *Des comités départementaux.*

ART. 17. — Les membres des comités départementaux sont nommés pour trois ans. Le membre qui sera nommé à la suite d'une vacance sortira du comité au moment où serait sorti le membre qu'il a remplacé. Les membres sortants sont rééligibles.

ART. 18. — Le comité départemental élit un président et un secrétaire. Il se réunit au moins une fois par mois. Il peut être convoqué extraordinairement par son président ou par le préfet, soit d'office, soit sur la demande d'un des membres.

ART. 19. — Le préfet lui communique les rapports qui lui sont envoyés par les commissions locales et par les médecins-inspecteurs, ainsi que le rapport d'ensemble présenté annuellement par l'inspecteur départemental.

Titre II. — *Placements.*

Section I. — *De la déclaration imposée à toute personne qui place un enfant en nourrice, en sevrage ou en garde moyennant salaire.*

Art. 20. — Tout officier de l'état civil qui reçoit une déclaration de naissance, doit rappeler au déclarant les dispositions édictées par l'article 7 de la loi du 23 décembre 1874.

Art. 21. — La déclaration prescrite par ledit article à toute personne qui place un enfant en nourrice, en sevrage ou en garde, moyennant salaire, est inscrite sur le registre spécial prévu par l'article 10 de la loi. Elle est signée par le déclarant. Elle fait connaître :

1° Les noms et prénoms, le sexe, la date et le lieu de naissance de l'enfant;

2° S'il est baptisé ou non;

3° Les noms, prénoms et domicile de la nourrice, sevreuse ou gardeuse à laquelle l'enfant est confié;

5° Les conditions du contrat intervenu avec la nourrice, sevreuse ou gardeuse.

Art. 22. — Le déclarant doit produire le carnet délivré à la nourrice. Le maire qui reçoit la déclaration transcrit sur le registre de la nourrice les indications portées sur les n°s 1, 2, 3 et 5 de l'article précédent.

Art. 23. — Si l'enfant est envoyé dans une commune autre que celle où la déclaration est faite, le maire qui reçoit la déclaration en transmet copie, dans les trois jours, au maire de la commune où l'enfant doit être conduit.

Art. 24. — Le maire, averti par suite d'une déclaration faite, soit par les parents, en vertu de l'article 7 de la loi, soit par la nourrice en exécution de l'article 9, qu'un enfant est placé dans sa commune, en nourrice, en sevrage ou en garde, moyennant salaire, doit, dans les trois jours, transmettre une copie de la déclaration au médecin-inspecteur de la circonscription.

Section II. — *Des obligations imposées aux nourrices, sevreuses ou gardeuses qui prennent des enfants chez elles moyennant salaire.*

Art. 25. — Il est interdit à toute nourrice d'allaiter un autre enfant que son nourrisson, à moins d'une autorisation spéciale et écrite donnée par le médecin-inspecteur, ou, s'il n'existe pas de médecin-inspecteur dans le canton, par un docteur en médecine ou un officier de santé.

Art. 26. — Nulle sevreuse ou gardeuse ne peut se charger de plus de deux enfants à la fois, à moins d'une autorisation spéciale et écrite, donnée par la commission locale, et à défaut de commission locale, par le maire.

Art. 27. — Toute femme qui veut prendre chez elle un enfant en nourrice, doit préalablement obtenir un certificat du maire de sa commune et un certificat médical. Elle doit, en outre, se munir du carnet spécifié à l'article 30.

ART. 28. — Le certificat délivré par le maire doit être revêtu du sceau de la mairie et contenir les indications suivantes :

1° Nom, prénoms, signalement, domicile et profession de la nourrice, date et lieu de naissance;

2° État civil de la nourrice, nom, prénoms et profession de son mari;

3° Date de la naissance de son dernier enfant et si cet enfant est vivant.

Le certificat fera connaître si le mari a donné son consentement; il contiendra les renseignements que pourra fournir le maire sur la conduite et les moyens d'existence de la nourrice, sur la salubrité et la propreté de son habitation. Il constatera la déclaration de la nourrice, qu'elle est pourvue d'un garde-feu et d'un berceau. Sur l'interpellation du maire, la nourrice déclarera si elle a déjà élevé un ou plusieurs enfants moyennant salaire; elle indiquera l'époque à laquelle elle a été chargée de ces enfants, la date et la cause des retraits, et si elle est restée munie des carnets qui lui auraient été précédemment délivrés. Le maire mentionnera dans le certificat les réponses de la nourrice.

ART. 29. — Le certificat médical est délivré par le médecin-inspecteur, ou, à défaut de médecin-inspecteur habitant la commune où réside la nourrice, par un docteur en médecine ou par un officier de santé; il peut également être délivré dans la commune où la nourrice vient prendre l'enfant; il est dûment légalisé et visé par le maire; il doit attester :

1° Que la nourrice remplit les conditions désirables pour élever un nourrisson;

2º Qu'elle n'a ni infirmités, ni maladie contagieuse; qu'elle est vaccinée.

Art. 30. — Le carnet est délivré gratuitement à Paris, par le préfet de police; à Lyon, par le préfet du Rhône; dans les autres communes, par le maire. La nourrice peut l'obtenir, soit dans la commune où elle réside, soit dans celle où elle vient chercher un enfant; dans ce dernier cas, elle doit produire le certificat du maire de sa commune. Elle doit se pourvoir d'un carnet nouveau, chaque fois qu'elle prend un nouveau nourrisson.

Le certificat délivré à la nourrice par le maire de sa commune et le certificat médical sont inscrits sur le carnet; s'ils ont été délivrés à part, ils y sont textuellement transcrits.

Le carnet est disposé de manière à recevoir, en outre, les mentions suivantes :

1º L'extrait de l'acte de naissance de l'enfant, la date et le lieu de son baptême; les noms, profession et demeure des parents ou des ayants droit, à défaut de parents connus, la date et le lieu de la déclaration faite en exécution de l'article 7 de la loi;

2º La composition de la layette remise à la nourrice ;

3º La date des paiements des salaires;

4º Le certificat de vaccine;

5º La date des visites du médecin-inspecteur et les membres de la commission locale avec leurs observations;

6º Les déclarations prescrites par l'article 9 de la loi.

Le carnet reproduit le texte des articles du Code pénal, du règlement d'administration publique et du règlement particulier fait par le préfet, en l'exécution de l'article 12 de la loi, qui intéressent directement les nourrices, sevreuses et gardeuses, les intermédiaires et les directeurs de bureaux de placements. Il contient, en outre, des notions élémentaires sur l'hygiène du premier âge.

Art. 31. — Ces conditions concernant les certificats, l'inscription et le carnet, sont applicables aux femmes qui veulent se charger d'enfants en sevrage ou en garde, à l'exception de la condition d'aptitude à l'allaitement au sein.

Art. 32. — Si l'enfant n'a pas été vacciné, la nourrice doit le faire vacciner dans les trois mois du jour où il a été confié.

Art. 33. — La nourrice, sevreuse ou gardeuse, ne peut, sous aucun prétexte, se décharger, même temporairement, du soin d'élever l'enfant qui lui a été confié, en le remettant à une autre nourrice, sevreuse ou gardeuse, à moins d'une autorisation écrite donnée par les parents ou par le maire après avis du médecin-inspecteur.

Art. 34. — La nourrice, sevreuse ou gardeuse, qui veut rendre l'enfant confié à ses soins avant qu'il lui ait été réclamé, doit en prévenir le maire.

Section III. — *Des bureaux de nourrices, des meneurs ou meneuses.*

Art. 35. — La demande en autorisation d'ouvrir un bureau de nourrice ou d'exercer profession de placer des enfants en nourrice, en sevrage ou en garde, est adressée au préfet du département où le pétitionnaire est domicilié. Elle fait connaître les départements dans lesquels celui-ci se propose de prendre ou de placer des enfants.

Le préfet communique la demande aux autres préfets des départements intéressés et s'assure de la moralité du demandeur. Il fait examiner les locaux affectés aux nourrices et aux enfants s'il s'agit d'un bureau de placement, ou les voitures affectées au transport des nourrices et de leurs nourrissons, s'il s'agit de meneurs ou de meneuses.

L'arrêté d'autorisation détermine les conditions particulières auxquelles le permissionnaire est astreint, dans l'intérêt de la salubrité, des mœurs et de l'ordre public. Ces conditions sont affichées dans l'intérieur des bureaux, ainsi que les prescriptions légales et réglementaires imposées aux directeurs des bureaux et aux meneurs ou meneuses, et les peines édictées par l'article 6 de la loi contre ceux qui refuseraient de recevoir la visite des personnes autorisées en vertu de ladite loi. L'autorisation peut toujours être retirée. Dans le cas où l'industrie doit être exercée dans plusieurs départements, il est donné avis de l'arrêté d'autorisation ou de l'arrêté de retrait aux préfets de tous les départements intéressés.

Art. 36. — Il est interdit aux directeurs de bureaux de nourrices et à leurs agents, de s'entremettre pour procurer des nourrissons à des nourrices qui ne seraient pas munies des pièces mentionnées aux articles 27, 28, 29, 30. Il est défendu aux meneurs et aux meneuses de reconduire des nourrices dans leurs communes avec des nourrissons, sans qu'elles soient munies de ces pièces.

Art. 37. — Les directeurs des bureaux et les logeurs de nourrices sont tenus d'avoir un registre coté et paraphé, à Paris et à Lyon, par le commissaire de police de leur quartier, et dans les autres communes, par le maire. Sur ce registre, doivent être inscrits les noms et prénoms, le lieu et la date de naissance, la profession et le domicile de la nourrice, le nom et la profession de son mari.

Art. 38. — Aucun établissement destiné à recevoir en nourrice ou en garde des enfants au-dessous de deux ans ne peut subsister ni s'ouvrir sans l'autorisation du préfet de police dans le département de la Seine, et les préfets dans les autres départements. L'autorisation peut toujours être retirée. Les nourrices employées dans ces établissements sont assimilées aux nourrices sur lieu.

Titre III. — *Registres.*

Section I. — *Registres des mairies.*

Art. 39. — Il est ouvert dans chaque mairie deux registres destinés à recevoir, le premier, les déclarations imposées par l'article 7 de la loi, à toute personne qui place, moyennant salaire, un enfant en nourrice, en sevrage ou en garde; le second, les déclarations imposées par l'article 9, à toute personne qui se charge d'un enfant dans ces conditions.

Section II. — *Registres des médecins-inspecteurs.*

Art. 40. — Le médecin-inspecteur tient à jour un livre sur lequel il inscrit les nourrices, sevreuses ou gardeuses et les enfants qui leur sont confiés. Ce livre mentionne dans des colonnes spéciales :

1° Les nom, prénoms, profession et adresse des nourrices, sevreuses ou gardeuses ;

2° La date des deux certificats et du carnet mentionnés à l'article 27 du présent règlement ;

3° Les nom, prénoms, sexe, état civil de l'enfant, ainsi que la date et le lieu de sa naissance ;

4° La date de son placement ;

5° La date et le motif des visites du médecin étranger au service, qui aurait été appelé par la nourrice, ainsi que la date et le résultat de ses visites personnelles ;

6° La date et les causes du retrait de l'enfant ou du décès s'il a lieu chez la nourrice ;

7° Les observations, concernant l'enfant et la nourrice, sevreuse ou gardeuse.

Section III. — *Registres des commissions locales.*

Art. 41. — Le secrétaire de la commision locale devra tenir au courant un registre en deux parties, contenant, d'une part, la délibération et les décisions de la commission, et, d'autre part, les noms et adresses de toutes les nourrices, sevreuses ou gardeuses de la commune, les noms des enfants qui leur sont confiés et la date des visites faites aux nourrices, sevreuses ou gardeuses, par les membres de la commission. Le médecin-inspecteur appose mensuellement son visa sur ce registre.

Art. 42. — Le ministre de l'Intérieur et le garde des Sceaux, ministre de la Justice et des Cultes, sont chargés, chacun en ce qui le concerne, de l'exécution du présent décret.

TABLE DES MATIÈRES

PRÉFACE   I

INTRODUCTION. — But et utilité de la puériculture. .   1

PREMIÈRE PARTIE

CHAPITRE PREMIER. — Division du sujet . . .   5

CHAPITRE II. — Alimentation du nourrisson. . .   6

Allaitement naturel, 6. — Digestion buccale, 7. — Digestion stomacale, 8. — Digestion intestinale, 12. — Les microbes de l'intestin normal, leur rôle dans la digestion, 15. — Nutrition de l'enfant, 17. — Utilisation du lait par le nourrisson, 21. — Urine du nourrisson, 25. — Thermométrie chez les nourrissons, 25. — Réglementation de l'allaitement au sein, 26. — Évaluation d'après son poids, de la quantité de lait que doit prendre un enfant élevé au sein, 33. — Alimentation des enfants débiles, 34. — Hygiène générale de la mère allaitant son enfant, 45. — Contre-indications à l'allaitement maternel, 52. — Grossesse et allaitement, 54. — Soins de propreté, 55. — Allaitement par une nourrice mercenaire, 56. — Nourrices sur lieu, 56. — Nourrices à distance ou externes, 58. — Choix d'une nourrice, 60. — Examen de la nourrice, 61. — Examen de l'enfant de la nourrice, 63. — Du changement de nourrice, 65. — Moyens de faire passer le lait au moment du sevrage   67

CHAPITRE III. — Allaitement artificiel.   70

Quantité de lait à donner, 75. — Le biberon, 79. — Chauffage et stérilisation du lait, 83. — Le lait cru ou lait vivant, 91. — Procédés de correction du lait de vache : Procédé de Winter et Vigier, 94. — Procédé de Gaertner, 95. — Lait soumis à des digestions artificielles : Lait de Backhons, 95. — Lait condensé, 97. — Lait homogénéisé ou fixé, 98. — Lait oxygéné, 100. — Lait glucosé, 102. — Lait phosphaté, 103. — Mode d'administration du biberon   103

CHAPITRE IV. — Allaitement mixte. 107

CHAPITRE V. — Le sevrage 111

CHAPITRE VI. — Alimentation de l'enfant après
la première année 116

CHAPITRE VII. — La dentition 128

CHAPITRE VIII. — Les premiers pas. 132

CHAPITRE IX. — Les vêtements de l'enfant . . . 135

CHAPITRE X. — Hygiène individuelle 143

Soins de propriété. 143. — Promenades, 148. — Le berceau, 151

CHAPITRE XI. — Vaccination. 155

CHAPITRE XII. — Des cris de l'enfant 159

CHAPITRE XIII. — Conduite a tenir en cas de gastro-entérite aigue chez un enfant de 0 a 2 ans
environ 161

Reprise de l'alimentation, 168. — Soupe de malt ou soupe
maltosée, 170. — Pegnine, 173. — Babeurre, 175. — Mode
d'action du babeurre, 179. — Accidents de l'alimentation au
babeurre, 181. — Indications et contre-indications du babeurre, 183. — Képhyr, 185. — Koumys et Joghourt. 188

DEUXIÈME PARTIE

CHAPITRE PREMIER. — La lutte contre la mortalité infantile 191

CHAPITRE II. — Puériculture avant la naissance. 193

CHAPITRE III. — Puériculture après la naissance. 205

Protection légale de l'enfance. 206. — OEuvres privées, 216.
Charité maternelle. 217. — Mutualité maternelle, 219. —
Consultation de nourrissons et gouttes-de-lait. 223. — Les
crèches, 244. — Chambres d'allaitement et crèches industrielles, 250. — Les pouponnières. 253

Conclusions 255

Le texte de la loi Roussel. 259

La mort réelle et la mort apparente, nouveaux procédés de diagnostic et traitement de la mort apparente, par le Dr S. ICARD, avec gravures (*Ouvrage récompensé par l'Institut*)..................... **4 fr.**

La fatigue et l'entraînement physique, par le D^r PH. TISSIÉ, préface de M. le *Professeur Bouchard*, avec gravures, 3e édit. (*Ouvrage couronné par l'Académie de médecine*)..................... **4 fr.**

Morphinomanie et morphinisme, par le Dr P. RODET (*Ouvrage couronné par l'Académie de médecine*)..................... **4 fr.**

Hygiène de l'alimentation dans l'état de santé et de maladie, par le Dr J. LAUMONIER, avec gravures. 3e édition revue......... **4 fr.**

L'hygiène sexuelle et ses conséquences morales, par le Dr S. RIBBING, professeur à l'Université de Lund (Suède), 3e édition... **4 fr.**

Hygiène de l'exercice chez les enfants et les jeunes gens, par le Dr F. LAGRANGE, lauréat de l'Institut, 8e édition.............. **4 fr.**

De l'exercice chez les adultes, par *le même*, 6e édition........ **4 fr.**

Hygiène des gens nerveux, par le Dr LEVILLAIN, 5e édition.... **4 fr.**

L'idiotie. *Psychologie et éducation de l'idiot*, par le Dr J. VOISIN, médecin de la Salpêtrière, avec gravures..................... **4 fr.**

La famille névropathique. *Hérédité, prédisposition morbide, dégénérescence*, par le D^r CH. FÉRÉ, médecin de Bicêtre, avec gravures, 2e édition..................... **4 fr.**

Le traitement des aliénés dans les familles, par LE MÊME, 3e édition..................... **4 fr.**

L'éducation physique de la jeunesse, par A. Mosso, professeur à l'Université de Turin..................... **4 fr.**

Manuel de percussion et d'auscultation, par le Dr P. SIMON, professeur à la Faculté de médecine de Nancy, avec gravures....... **4 fr.**

DANS LA MÊME COLLECTION

Cours de Médecine opératoire

de la Faculté de Médecine de Paris

Par M. le professeur **Félix TERRIER**
Membre de l'Académie de médecine, Chirurgien de la Pitié

Chirurgie de la plèvre et du poumon, par les Drs FÉLIX TERRIER, membre de l'Ac. de méd., prof. à la Faculté de médecine de Paris, et E. REYMOND, ancien interne des hôp. de Paris, avec 67 grav.... **4 fr.**

Chirurgie de la face, par les Drs FÉLIX TERRIER, GUILLEMAIN, chirurgien des hôpitaux et MALHERBE, avec 214 gravures............. **4 fr.**

Chirurgie du cou, par LES MÊMES, avec 101 gravures.......... **4 fr.**

Chirurgie du cœur et du péricarde, par les Drs FÉLIX TERRIER et E. REYMOND, avec 79 gravures..................... **3 fr.**

Petit manuel d'antisepsie et d'asepsie chirurgicales, par les Drs FÉLIX TERRIER et M. PÉRAIRE, ancien interne des hôpitaux de Paris, avec gravures..................... **3 fr.**

Petit manuel d'anesthésie chirurgicale, par LES MÊMES, avec 37 gravures..................... **3 fr.**

L'opération du trépan, par LES MÊMES, avec 222 gravures..... **4 fr.**

Envoi franco contre mandat-poste.

NOTICES SUR LES VOLUMES DE CETTE COLLECTION

Les nouveaux Traitements
Par le Dr J. LAUMONIER

1 vol. in-16, 2e édit. revue et complétée, cartonné à l'anglaise...... **4 fr.**

L'auteur s'est proposé de fournir aux médecins et à toutes les personnes qui s'intéressent à la thérapeutique, des indications précises, aussi complètes, mais aussi brèves et claires que possible, sur les nouveaux remèdes et les nouvelles méthodes de traitement qui ont une efficacité réelle et sont assez bien connus pour qu'on puisse les formuler d'une manière sûre et pratique. En tête de chaque chapitre, il a placé des considérations sommaires de physiologie pathologique et de pathogénie, dans le but de faire comprendre le mécanisme de l'action thérapeutique par la connaissance des troubles fonctionnels qui créent la maladie.

La Mimique chez les Aliénés
Par le Dr G. DROMARD
Médecin de l'asile de Clermont (Oise)

1 volume in-16, cartonné à l'anglaise. . . . . **4 fr.**

M. Dromard envisage, au nom de la psychologie morbide, les relations qui unissent la mimique aux trois sphères *intellectuelle, affective et volitionnelle* et, à ce titre, il s'est heureusement éloigné du terrain purement objectif. Cette tentative répond à des besoins nouveaux, car elle permet de grouper des observations éparses en vue d'une Classification méthodique.

L'Amnésie
au point de vue séméiologique et médico-légal
Par les Drs G. DROMARD et J. LEVASSORT

(Ouvrage couronné par l'Académie de Médecine.)

1 volume in-16, cartonné à l'anglaise. . . . . **4 fr.**

Les auteurs ont distingué les amnésies de nature fonctionnelle et les amnésies de nature organique consécutives aux lésions disséminées et aux lésions circonscrites du cerveau.

La seconde partie de travail intéresse la médecine légale. Les auteurs se sont efforcés de porter la lumière sur des points souvent très obscurs dans l'épilepsie, la paralysie générale au début et les traumatismes cérébraux. Une étude sur la simulation de l'amnésie, qui est bien l'une des difficultés les plus grandes que l'expert puisse avoir à résoudre, complète ce travail.

La Famille névropathique
Théorie tératologique de l'hérédité
et de la prédisposition morbides et de la dégénérescence
Par le D^r Ch. FÉRÉ, médecin de Bicêtre.

1 vol. in-16, 2e édit., avec 25 gravures dans le texte, cart. à l'angl.. **4 fr.**

M. Féré montre que les exceptions connues sous le nom d'hérédité dissemblable et d'hérédité collatérale se retrouvent dans les familles térato-

Envoi franco contre mandat-poste.

logiques qui, souvent, sont aussi des familles pathologiques. Ce qui est héréditaire, ce sont des troubles de la nutrition de la période embryonnaire, entraînant des effets différents suivant l'époque à laquelle ils se produisent. Les troubles du développement commandent la prédisposition morbide, de nombreux faits le prouvent. Ces troubles héréditaires ou accidentels de l'évolution réalisent une destruction progressive des caractères de la race ; la dégénérescence, quelle que soit sa cause, peut être définie une dissolution de l'hérédité qui aboutit en fin de compte à la stérilité.

Le Traitement des Aliénés
dans les familles
Par *le même*.

1 vol. in-16, 3ᵉ édition, revue et augmentée, cartonné à l'anglaise. **4 fr.**

Le traitement des aliénés dans les familles fut signalé pour la première fois au public français par le Dʳ Féré en 1889. L'auteur donne des renseignements intéressants sur l'assistance familiale telle qu'elle est donnée dans divers pays. Depuis bientôt treize années que les mêmes procédés sont appliqués en France, les résultats obtenus ont été en s'améliorant, et le Dʳ Féré constate les progrès de cette bienfaisante institution. Une seconde partie est consacrée à la description des soins généraux qu'exige le traitement des aliénés dans les familles : avantages et inconvénients du traitement, quels malades peuvent en profiter, le choix de l'habitation, le garde-malade, surveillance de la santé générale des aliénés, soins moraux, soins particuliers à quelques catégories d'aliénés, soins particuliers dans certaines circonstances exceptionnelles, toutes questions de haute importance dont la connaissance est indispensable.

L'Instinct sexuel, Évolution et Dissolution
Par *le même*.

1 vol. in-16, 2ᵉ édition, cartonné à l'anglaise...................... **4 fr.**

L'instinct sexuel n'est pas un instinct incoercible auquel tous seraient réduits à obéir, si anormale que soit la forme sous laquelle celui-ci se manifeste. L'auteur s'est proposé de mettre en lumière la nécessité du contrôle et de la responsabilité dans l'activité sexuelle, tant au point de vue de l'hygiène qu'au point de vue de la morale.

M. Féré prouve qu'il n'y a aucune raison pour que les actes sexuels échappent à la responsabilité, et les faits montrent qu'ils n'y échappent pas ; la nature et la société éliminent les pervertis et favorisent les sobres.

L'Hystérie et son Traitement
Par le Dʳ Paul SOLLIER

1 vol. in-16, avec gravures dans le texte, cartonné à l'anglaise........ **4 fr.**

L'auteur a eu pour but, en faisant d'abord l'examen critique des théories sur la nature de l'hystérie et le mécanisme de ses phénomènes,

Envoi franco contre mandat-poste.

de montrer qu'ils sont d'ordre essentiellement physiologique, et que leur traitement est par conséquent du ressort des cliniciens. Établir la pathogénie générale des troubles hystériques et partir de là pour en déduire le traitement rationnel, telle est l'idée directrice de l'ouvrage.

Basé sur la longue expérience de l'auteur, cet ouvrage constitue pour les praticiens le guide le plus complet et le plus pratique du traitement de l'hystérie.

La Mélancolie
ÉTUDE MÉDICALE ET PSYCHOLOGIQUE
Par le Dr **R. MASSELON**
Médecin-adjoint de l'Asile de Clermont (Oise).
(Ouvrage couronné par l'Académie de médecine.)
1 vol. in-16, cartonné à l'anglaise. . . . . 4 fr.

Cet ouvrage a pour but l'étude analytique du syndrome mélancolique. De quels éléments psychiques sont constituées la dépression et la douleur morales? comment ces deux symptômes sont reliés l'un à l'autre? comment ils s'influencent l'un l'autre? telles sont les questions que M. Masselon a posées et qu'il s'est efforcé de résoudre. Enfin, comme le délire des mélancoliques présente des caractères nets, fixes, bien tranchés, il a montré comment il dérivait directement du fond mental sur lequel il se développe.

Après cette analyse des phénomènes cliniques, l'auteur aborde l'étude différentielle des états mélancoliques dans les diverses affections mentales et insiste particulièrement sur les cas de mélancolie dite essentielle qu'il appelle mélancolie affective. M. Masselon a été conduit à cette dernière opinion par l'étude des faits : il n'existe pas une mélancolie, il n'existe que des états mélancoliques. La mélancolie n'est pas une entité morbide, elle est un état psychologique que l'on observe dans des formes nosographiques très différentes.

Hygiène des Gens nerveux
PRÉCÉDÉE DE NOTIONS ÉLÉMENTAIRES
Sur la Structure, les Fonctions et les Maladies du Système nerveux
Par le Dr **F. LEVILLAIN**
Ancien interne de la Salpêtrière,
Lauréat de la Faculté de médecine de Paris.
1 vol. in-16, avec gravures dans le texte, 5e édition, cart. à l'anglaise. . 4 fr.

Essai sur la Puberté
chez la Femme
PSYCHOLOGIE — PHYSIOLOGIE — PATHOLOGIE
Par Mme le Dr **Marthe FRANCILLON**
Ancien interne des hôpitaux de Paris.
1 vol. in-16, cartonné à l'anglaise. . . . . 4 fr.

Chez la femme, la maturité sexuelle est la conséquence d'une longue évolution organogénique; elle est tellement complexe, que les fonctions

Envoi franco contre mandat-poste.

les plus diverses unies entre elles par d'étroites corrélations, se modifient de manière à converger toutes en vue de l'établissement de la vie génitale. Les conditions extrêmes elles-mêmes, en raison de leur utilité dans la concurrence vitale, n'échappent pas à cette discipline.

L'auteur s'est efforcé d'étudier, au double point de vue anatomique et physiologique, les modifications qui transforment l'adolescente en femme pubère. Mlle le Dr Francillon a dégagé de documents épars et fragmentaires les éléments d'une esquisse des conditions de cette phase spéciale de la vie de la femme.

Morphinomanie et Morphinisme

Par le **Dr Paul RODET**

(Ouvrage couronné par l'Académie de médecine, Prix Falret.)

1 vol. in-16, cartonné à l'anglaise.. **4 fr.**

Cet ouvrage contient d'abord un historique complet du morphinisme, en faisant assister le lecteur aux différentes étapes que cette affection a traversées avant d'être reconnue comme une véritable entité. Après avoir étudié les mœurs des morphinomanes, la morphinomanie à deux, sa propagation rapide, M. Rodet aborde la symptomatologie et la théorie de l'abstinence qui constituent deux chapitres importants de son ouvrage. Puis il continue par l'examen des intoxications coexistant si communément avec la morphinomanie, en particulier de l'alcoolisme et de la cocaïnomanie, l'étude médico-légale du morphinisme, et donne, pour terminer, une large place au *traitement*, exposant les diverses méthodes employées et appréciant leur valeur thérapeutique.

L'Idiotie

**Hérédité et dégénérescence mentales,
Psychologie et éducation mentale de l'idiot**

Par le **Dr Jules VOISIN**, médecin de la Salpêtrière.

1 vol. in-16, avec gravures dans le texte, cartonné à l'anglaise...... **4 fr.**

L'auteur, choisissant ses exemples parmi différents types d'idiots étudiés dans son service d'hôpital, examine leurs instincts, leurs sentiments, leurs lueurs d'intelligence et de volonté, ainsi que leurs caractères physiques. De là, il passe à l'éducation et au traitement qui doivent être appliqués à ces déshérités, pour qu'ils cessent d'être à charge à tous, et qu'ils deviennent utiles à eux-mêmes et à la société.

Manuel de
Percussion et d'Auscultation

Par le **Dr Paul SIMON**

Professeur à la Faculté de médecine de Nancy.

1 vol. in-16, avec gravures dans le texte, cartonné à l'anglaise,..... **4 fr.**

Envoi franco contre mandat-poste.

Manuel de Psychiatrie

Par le Dr J. ROGUES DE FURSAC
Médecin en chef des asiles de la Seine.

In-16, 3e édit., cartonné à l'anglaise...................... 4 fr.

...eur s'est efforcé de faire une œuvre pratiquement utile. C'est ainsi ...onné une place relativement considérable à l'étude des troubles ...es élémentaires. Il importait en effet de fixer la valeur de ces ...en constituant, par leur groupement, les affections psychiques ...ment dites, et de définir des termes dont le sens exact échappe ...aux médecins insuffisamment familiarisés avec la psychiatrie. ...demeurant sur le terrain pratique, il n'a pas cru devoir passer ...ce les explications pathogéniques qui ont été données des troubles ...La plupart des théories relatives à la genèse des hallucinations, ...des de l'émotivité, etc., sont résumées d'une façon aussi claire ...ssible.
...trouvera décrites dans ce livre des affections peu connues en France ...dans ces dernières années, telles que la *démence précoce* et la *folie ...que dépressive.*

Hygiène de l'Alimentation
Dans l'état de santé et de maladie
Par le Dr J. LAUMONIER

...in-16, 3e édit., avec gravures dans le texte, cartonné à l'anglaise. 4 fr.

Grossesse et Accouchement
Étude de socio-biologie et de médecine légale.
Par le Dr G. MORACHE
...esseur de médecine légale à la Faculté de médecine de Bordeaux, Membre associé de l'Académie de médecine.

...ul. in-16, cartonné à l'anglaise.......................... 4 fr.

...De toutes les questions connexes à la biologie et aux sciences sociales, ...en est peu qui mettent autant en relief leurs conditions communes que ...étude de la femme en voie de gestation, puis au moment et après la fin ...la grossesse, à la période de l'accouchement. Nombre de questions ...uvent se poser à cet égard : elles importent, au plus haut point, à la ...urité de la mère, à celle de l'enfant, et prennent une intensité plus ...gnante encore si l'on envisage la responsabilité des actions que peut ...mplir la femme ainsi placée dans l'anormalité physiologique. Les ...étés humaines émancipées par l'idée scientifique ne peuvent rester ...férentes devant la situation de la femme, alors surtout qu'elle rem- ...sa mission naturelle au péril de sa santé et parfois de sa vie.

Envoi franco contre mandat-poste.

Naissance et Mort
Étude de socio-biologie et de médecine légale.
Par *le même*.

1 vol. in-16, cartonné à l'anglaise....................................... **4 fr.**

L'auteur soulève, au cours de son ouvrage, bien des questions accessoires, en particulier celles qui ont trait aux rapports biologiques reliant les générations les unes aux autres, les filiations, les hérédités. Entre toutes, la recherche de la paternité l'arrête d'une façon particulière. — Il combat généreusement cette idée d'après laquelle le bâtard, véritable paria social, se voit reprocher sa « honte » et la « faute » de sa mère, tandis que son père inconnu, seul coupable, traverse l'existence entouré du respect de tous.

La Responsabilité
Étude de socio-biologie et de médecine légale
Par *le même*.

1 vol. in-16, cartonné à l'anglaise................................... **4 fr.**

Le but de cet ouvrage est d'apprécier les différents facteurs qui peuvent intervenir dans la question, les principaux d'entre eux surtout. Or les facteurs de responsabilité aboutissent à un même point : la déchéance physique de l'individu. La criminalité peut donc être regardée comme une maladie morale, elle tient à la pathologie sociale. Nous pouvons alors lui appliquer des procédés analogues à ceux que nous utilisons pour combattre la morbidité matérielle.

Si, comme tout tend à le démontrer, le facteur misère se trouve à l'origine des formes de criminalité, le terme étant pris dans sa plus large acception, c'est à combattre la misère dans toutes ses manifestations biologiques, que nous devons nous attacher ; peut-être parviendrons-nous ainsi à faire disparaître cette cause initiale, si longtemps poursuivie, de notre cruelle déchéance sociale : la criminalité.

Manuel d'Électrothérapie
et d'Electrodiagnostic
Par le Dr E. ALBERT-WEIL

1 vol. in-16, 2e édit., avec 88 gravures dans le texte, cart. à l'angl..   **4 fr.**
(Récompensé par l'Académie de médecine).

Le succès rapide de la 1re édition du *Manuel* du Dr Albert-Weil a montré que le plan du livre était heureusement conçu ; aussi a-t-il été rigoureusement suivi dans la 2e édition, mais de nombreux chapitres ont été ajoutés, et d'autres entièrement modifiés pour être mis au courant des derniers progrès de l'électrothérapie.

Tous les chapitres ont été complétés ; ceux qui ont trait à la photothérapie et à la radiothérapie ont été les plus profondément modifiés, en particulier tout ce qui concerne la radiothérapie (méthode, modes d'application, procédés de protection, de mesure), a été très longuement et très complètement exposé.

Envoi franco contre mandat-poste.

De l'Exercice chez les Adultes

Par le **Dr Fernand LAGRANGE**
Lauréat de l'Institut.

1 vol. in-16, 6ᵉ édition, cartonné à l'anglaise...................... **4 fr.**

Les livres de M. Lagrange ont toujours beaucoup de succès auprès du grand public, à qui nous n'avons pas craint de recommander le présent volume d'une façon spéciale. Comme il n'est personne qui ne soit, sinon arthritique, ou goutteux, ou obèse, ou dyspeptique, ou diabétique, ou essoufflé, ou quelque peu névrosé, du moins candidat à quelqu'une de ces petites infirmités avec lesquelles il faut passer une partie de l'existence, chacun voudra savoir comment il devra se comporter pour rendre cette partie la plus supportable et la plus longue possible. (*Revue Scientifique*.)

Hygiène de l'Exercice

Chez les Enfants et les Jeunes gens

Par *le même*.

1 vol. in-16, 7ᵉ édition, cartonné à l'anglaise...................... **4 fr.**

Les jeunes gens doivent pratiquer des exercices physiques destinés à fortifier leur santé, des exercices hygiéniques et non pas athlétiques, M. le docteur Lagrange développe cette saine doctrine en un charmant petit volume que je viens de lire avec le plus grand plaisir, et je le recommande aux méditations de toutes les mères de famille et même des pères qui ont le temps de s'occuper de leurs enfants.

Dr G. DAREMBERG (*Les Débats*).

La Fatigue et l'Entraînement physique

Par le **Dr Philippe TISSIÉ**

Chargé de l'inspection des exercices physiques dans les lycées et collèges de l'Académie de Bordeaux.

Précédé d'une lettre-préface de M. le Professeur CH. BOUCHARD, de l'Institut.

1 vol. in-16, 3ᵉ édit. avec gravures dans le texte, cartonné à l'anglaise. **4 fr.**
(Ouvrage couronné par l'Académie de médecine.)

L'auteur traite successivement de l'entraînement physique, de l'entraînement intensif, de la fatigue chez les débiles nerveux (fatigue d'origine physique, fatigue d'origine psychique, hygiène du fatigué), des méthodes en gymnastique (méthode suédoise, méthode française, méthode psycho-dynamique qu'il a créée et qui repose sur les réactions nerveuses de chaque groupe d'individus), de l'entraînement physique à l'école, de l'hérédité.

Envoi franco contre mandat-poste.

L'Éducation physique de la Jeunesse

Par A. MOSSO, professeur à l'Université de Turin.

1 vol. in-16, cartonné à l'anglaise.............................. **4 fr.**

L'auteur aborde les problèmes scientifiques et sociaux les plus variés, sans en excepter les problèmes physiologiques pour lesquels sa compétence est universellement reconnue et appréciée. La préface du commandant Legros, montrant l'importance de ces questions au point de vue militaire, complète utilement les chapitres consacrés par l'auteur à l'éducation et au développement des forces physiques du soldat.

L'Hygiène sexuelle
et ses conséquences morales

Par le D'' SEVED RIBBING, Professeur à l'Université de Lund (Suède).

1 vol. in-16, 3e édition, cartonné à l'anglaise....................... **4 fr.**

Le livre du D'' Ribbing, qui effleure tous les sujets, qui prend et étudie l'homme et la femme depuis leur naissance à la vie sexuelle jusqu'au déclin de leur virilité et de leurs facultés, sera lu avec un vif intérêt aussi bien par les médecins que par les personnes qu'intéressent les problèmes sociaux.

Ce petit ouvrage contient des documents statistiques et littéraires très bien dressés, et possède une allure que la nationalité de son auteur rend particulièrement piquante.

La Mort réelle et la Mort apparente
Nouveaux procédés de diagnostic et traitement de la mort apparente
Par le D'' S. ICARD

1 vol. in-16, avec gravures dans le texte, cartonné à l'anglaise...... **4 fr.**
(Ouvrage récompensé par l'Institut.)

M. Icard passe d'abord en revue tous les signes de la mort connus jusqu'ici; il en discute la valeur et l'importance. Puis il expose ses recherches personnelles et décrit une nouvelle méthode dont il est l'auteur; il en démontre la certitude par des preuves expérimentales et cliniques et en fait l'application au diagnostic des principaux états de mort apparente.

L'ouvrage se termine par l'étude de la mort apparente et par l'exposé des lois et des mesures administratives qui, chez les différents peuples et plus spécialement en France, président aux inhumations.

Envoi franco contre mandat-poste.

L'Éducation rationnelle de la Volonté

Son Emploi thérapeutique

Par le **D' Paul-Émile LÉVY**, ancien interne des hôpitaux.

Préface de M. le Professeur BERNHEIM, de Nancy.

1 vol. in-16, 6e édition, cartonné à l'anglaise...................... **4 fr.**

L'auteur s'est proposé de montrer qu'il nous est possible de préserver de bien des atteintes notre être moral et physique et, s'il arrive quelque mal à l'un ou à l'autre, de tirer de notre propre fonds soulagement ou guérison.

Il s'agit en somme d'une éducation de la volonté, mais en spécifiant que celle-ci doit et peut agir sur les maux de notre corps comme sur ceux de notre esprit; la thérapeutique du corps par l'esprit ou thérapeutique psychique, appuyée sur l'auto-suggestion, peut rendre les plus grands services.

Les Embolies bronchiques
tuberculeuses

Par le D' **Ch. SABOURIN**,
Directeur du Sanatorium de Durtol (Puy-de-Dôme).

1 voi. in-16, avec gravures, cartonné à l'anglaise................... **4 fr.**

Les lésions tuberculeuses primitives du poumon sont nodulaires, disséminées par leur forme et leur évolution; les lésions tuberculeuses secondaires du poumon sont au contraire d'apparence pneumonique. C'est ce type pneumonique secondaire que l'auteur met en relief et auquel il assigne une pathogénie spéciale.

La pneumonie tuberculeuse nécrosante paraît être une lésion de fatigue, de surmenage, car on peut dire en thèse presque absolue que le tuberculeux soumis à la cure hygiénique bien ordonnée n'en n'est jamais atteint.

Aussi, après une étude des pneumonies nécrosantes en général, basée sur des séries d'observations, l'auteur arrive-t-il à cette conclusion capitale que la forme pneumonique de la phtisie ne se montrerait que dans des cas tout exceptionnels, si la tuberculose du poumon était toujours soignée à temps et de façon rationnelle.

Dans un autre chapitre sont décrites en particulier les pneumonies nécrosantes de la région scissurale qui tiennent une si grande place dans l'histoire de la phtisie.

Envoi franco contre mandat-poste.

Pratique de la Chirurgie courante

Par le Dr **M. CORNET**

Préface de M. le Professeur OLLIER.

1 fort vol. in-16, avec 101 figures, cartonné à l'anglaise............. **4 fr.**

Depuis vingt ans, la pratique chirurgicale a été renouvelée par l'introduction de l'antisepsie, qui a changé complètement les résultats de certaines opérations et étendu le champ de l'intervention du praticien ; tout a été transformé dans la technique usuelle ; la forme et la matière des objets de pansement, la manière de les préparer et de s'en servir.

Ce sont les nouvelles méthodes qu'il importe aujourd'hui de répandre et de vulgariser en indiquant les différents moyens par lesquels on peut arriver au but, sans se perdre dans la description des nouvelles substances antiseptiques que l'on propose de toutes parts. et dans la discussion des nouveaux procédés que chaque jour voit éclore. L'idée de l'asepsie, qui n'est autre que la propreté absolue, vient simplifier la question et dispenser de l'emploi des antiseptiques dans les plaies simples qui ne demandent qu'à se réunir. M. Cornet expose, dans un chapitre spécial, les moyens par lesquels on peut se passer des pansements coûteux, des appareils compliqués et embarrassants.

L'Intubation du Larynx

dans les sténoses laryngées aiguës et chroniques de l'enfant et de l'adulte

Par le Dr **A. BONAIN**
Chirurgien-adjoint de l'hôpital civil de Brest,
Chargé du service des maladies du nez, des oreilles et du larynx.

1 vol. in-16, avec 46 figures, cartonné à l'anglaise. . . . . **4 fr.**

L'auteur ne s'est pas borné à étudier la question au point de vue du croup chez l'enfant ; il s'occupe de toutes les sténoses où l'intubation peut être appliquée aussi bien chez l'adulte que chez l'enfant. Il étudie en particulier la physiologie du larynx dans ses rapports avec l'intubation. Il est impossible de bien comprendre et d'appliquer, en effet, avec fruit, la méthode de d'O'Dwyer, si l'on n'a pu se rendre un compte exact de la conformation du larynx présentant chez l'enfant des particularités dignes d'attention, des rapports de cet organe avec la forme du tube, enfin des perturbations physiologiques que celui-ci engendre dans son fonctionnement. C'est ainsi que la théorie de la fixation du tube dans le larynx a des conséquences pratiques de la plus haute importance.

Une des parties les plus intéressantes de l'ouvrage est certes celle qui a trait à la pratique de l'intubation dans la clientèle.

Envoi franco contre mandat-poste.

Les Maladies de l'Urèthre et de la Vessie chez la Femme

Par le Dr KOLISCHER

Traduit de l'allemand
Par le Dr BEUTTNER, privat-docent à l'Université de Genève.

1 vol. in-16, avec gravures dans le texte, cartonné à l'anglaise...... **4 fr.**

Ce petit volume est la mise en lumière des théories de Schauta, qui voua dans sa clinique de Vienne une attention particulière aux maladies des organes urinaires de la femme. L'auteur débute par les règles générales de l'examen de l'urèthre et de la vessie, puis il étudie les diverses maladies de ces régions. Incontinence, énurésis, uréthrite, rétrécissement, calculs uréthraux, — catarrhe, œdème, inflammation, cystites gonorrhéique et tuberculeuse, calculs vésicaux, hémorroïdes, hernies, pneumaturies, ruptures, sont successivement examinés par le docteur Kolischer, qui expose des procédés de traitement encore peu connus.

Cours de Médecine opératoire
de la Faculté de Médecine de Paris

Par M. le professeur Félix TERRIER
Membre de l'Académie de médecine, Chirurgien de la Pitié.

Petit Manuel
d'Antisepsie et d'Asepsie chirurgicales

En collaboration avec M. PÉRAIRE, ancien interne des hôpitaux de Paris.

1 vol. in-12, avec gravures dans le texte, cartonné à l'anglaise......,. **3 fr.**

L'ouvrage est divisé en quatre parties : I. Méthode antiseptique telle que l'a formulée Lister, et modifications apportées à cette méthode. — II. Asepsie. — III. Méthode mixte. — IV. Application des principes antiseptiques et aseptiques à chaque région en particulier.

Petit Manuel d'Anesthésie chirurgicale
Par *les mêmes.*

1 vol. in-12, avec 37 gravures dans le texte, cartonné à l'anglaise.. **3 fr.**

L'Opération du Trépan
Par *les mêmes.*

1 vol. in-12, avec 222 gravures dans le texte, cartonné à l'anglaise.. **4 fr.**

TABLE DES MATIÈRES : I. Histoire de la trépanation depuis les temps préhistoriques. — II. Description des circonvolutions et des localisations

Envoi franco contre mandat-poste.

cérébrales et étude de la topographie cranio-cérébrale. — III. Manuel opératoire et description des instruments actuellement employés; opérations nouvelles destinées à remplacer, jusqu'à un certain point, l'opération du trépan, ou à la compléter. — IV. Indications et contre-indications de l'opération du trépan.

Chirurgie de la Face

En collaboration avec MM. GUILLEMAIN, chirurgien des hôpitaux, et MALHERBE, ancien interne des hôpitaux de Paris.

1 vol. in-12, avec 214 gravures dans le texte, cartonné à l'anglaise... **4 fr.**

Les différents chapitres traitent successivement de la chirurgie des maxillaires, des lèvres, des joues, de la bouche et du pharynx, du nez, des fosses nasales et de leurs annexes les sinus de la face.

Chirurgie du Cou
Par *les mêmes.*

1 vol. in-12, avec 101 gravures dans le texte, cartonné à l'anglaise... **4 fr.**

TABLE DES MATIÈRES : I. *Chirurgie des voies aériennes* : laryngoscopie, cathétérisme et dilatation des voies aériennes, traitement endo-laryngé et extra-laryngé des polypes et tumeurs du larynx, laryngotomies, laryngectomies, trachéotomie. — II. *Chirurgie du corps thyroïde* : thyroïdectomie, exothyropexie, indications thérapeutiques du goitre. — III. *Chirurgie de l'œsophage.* — IV. *Chirurgie des vaisseaux, des ganglions lymphatiques, des muscles et nerfs du cou :* ligature des artères, anévrismes, torticolis, etc.

Chirurgie de la Plèvre et du Poumon
En collaboration avec M. E. REYMOND, ancien interne des hôpitaux de Paris.

1 vol. in-12, avec 67 gravures dans le texte, cartonné à l'anglaise... **4 fr.**

Les auteurs ont reproduit les leçons professées par M. Terrier à la Faculté de médecine de Paris. Ces leçons intéressent à la fois les médecins et les chirurgiens, certaines opérations sur la plèvre étant restées dans le domaine de la médecine.

Les différents chapitres sont consacrés à *la thoracocentèse*, à *la pleurésie purulente* et à *la pleurotomie*, à *la thoracoplastie*, à *la chirurgie de la plèvre pulmonaire*, aux *interventions pour les plaies du poumon*, à *la pneumotomie*, à *la pneumectomie*.

Chirurgie du Cœur et du Péricarde
Par *les mêmes.*

1 vol. in-12, avec 79 gravures dans le texte, cartonné à l'anglaise... **3 fr.**

Les auteurs débutent par les généralités relatives à la *chirurgie du péricarde*; puis ils donnent le manuel opératoire de la chirurgie du péricarde, les indications et les complications de la thoracocentèse; ils traitent ensuite de la péricardotomie avec ou sans résection des cartilages costaux, du manuel opératoire, des soins consécutifs et des indications.

Pour la *chirurgie du cœur*, ils étudient successivement le traitement des plaies, les plaies abandonnées à elles-mêmes, leur traitement sans opérations, les sutures du cœur, les interventions sur le cœur en dehors des plaies, etc.

Envoi franco contre mandat-poste.

E. BOUCHUT   **Armand DESPRÉS**
Médecin de l'hôpital des Enfants-Malades,   Chirurgien de l'hôpital de la Charité.
Professeurs agrégés à la Faculté de Médecine de Paris.

DICTIONNAIRE DE MÉDECINE

ET DE THÉRAPEUTIQUE

MÉDICALE ET CHIRURGICALE

Comprenant le résumé de toute la Médecine et de toute la Chirurgie, les indications thérapeutiques de chaque Maladie, la Médecine opératoire, les Accouchements, l'Oculistique, l'Odontotechnie, l'Électrisation, la Matière médicale, les Eaux minérales,

UN FORMULAIRE SPÉCIAL POUR CHAQUE MALADIE
ET UN APPENDICE SUR LA THÉRAPEUTIQUE AU XIX⁰ SIÈCLE

Avec 1097 gravures d'anatomie pathologique, de bactériologie, de médecine opératoire, d'appareils chirurgicaux, d'obstétrique, de botanique, etc.

SEPTIÈME ÉDITION (1907)
Mise au courant de la Science
PAR LES DOCTEURS

G. MARION   et   FERNAND BOUCHUT
Professeur agrégé à la Faculté de médecine,   Chirurgien des hôpitaux de Paris.

Un magnifique volume in-4° de 1575 pages, imprimées sur deux colonnes, avec 1097 gravures dans le texte.

PRIX : BROCHÉ, **25** FRANCS ; RELIÉ, **30** FRANCS.

Envoi franco contre mandat-poste.

MANUEL DE PETITE CHIRURGIE

8ᵉ Édition, illustrée de 572 gravures dans le texte.

PAR

F. TERRIER et **M. PÉRAIRE**

Professeur de clinique chirurgicale
à la Faculté de médecine de Paris,
Chirurgien des hôpitaux,
Membre de l'Académie de médecine.

Ancien interne
des hôpitaux de Paris,
Ex-assistant
de consultation chirurgicale

1 fort vol. in-12 de 1044 pages, cartonné à l'anglaise. **8 fr.**

PUBLICATIONS PÉRIODIQUES

Revue de Médecine

Directeurs : MM, les professeurs BOUCHARD, BRISSAUD, CHAUVEAU,
Rédacteurs en chef : MM. LANDOUZY et LÉPINE.
Secrétaire de la rédaction : Dʳ JEAN LÉPINE.

Revue de Chirurgie

Directeurs : MM. les professeurs BERGER, PONCET QUÉNU, LEJARS,
PIERRE DELBET et PIERRE DUVAL.
Rédacteur en chef : M. QUÉNU.
Secrétaire de la rédaction : M. X. DELORE.
28ᵉ année, 1908.
ABONNEMENT :

Pour la Revue de Médecine.	Pour la Revue de Chirurgie.
Un an, Paris . . . . . **20 fr.**	Un an, Paris . . . . . . **30 fr.**
Un an, départements et étranger. **23 fr.**	Un an, départements et étranger. **33 fr.**

Les deux Revues réunies : un an, Paris, 45 fr. départ. et étranger, 50 fr.
Paraissent tous les mois.

Journal de l'Anatomie
et de la Physiologie normales et pathologiques

DE L'HOMME ET DES ANIMAUX

Publié par MM. les professeurs E. RETTERER et F. TOURNEUX.
Avec le concours de MM. les Professeurs. A. BRANCA et A. SOULIÉ
et de M. le Dʳ G. LOISEL.
44ᵉ année, 1908.
ABONNEMENT : Un an : Paris, 30 fr. ; départements et étranger, 33 fr.
Paraît tous les deux mois avec gravures et planches hors texte.

Journal de Psychologie
normale et pathologique

DIRIGÉ PAR LES DOCTEURS

Pierre JANET et **G. DUMAS**

Professeur de psychologie au Collège de France.   Chargé de cours à la Sorbonne.

Paraît tous les deux mois, par fascicules de 100 pages.
5ᵉ année, 1908.
ABONNEMENT : Un an, 14 fr.

Envoi franco contre mandat-poste.

1376-08. — Coulommiers. Imp. PAUL BRODARD. — 10-08.